编　委　会

主　编　周凤丽

副主编　黄　静　毕筱刚

编　者　（以姓氏笔画为序）

石云锋　冯定云　成　娜　毕筱刚　刘　慧

刘燕飞　刘　勇　李洪涛　吴少珠　陈炳辉

周凤丽　孟晓春　郭纪全　唐录英　翁子晋

黄　静　潘明安

支气管镜与肺癌

Bronchoscopy and Lung Cancer

主 编 ◎ 周凤丽　副主编 ◎ 黄　静　毕筱刚

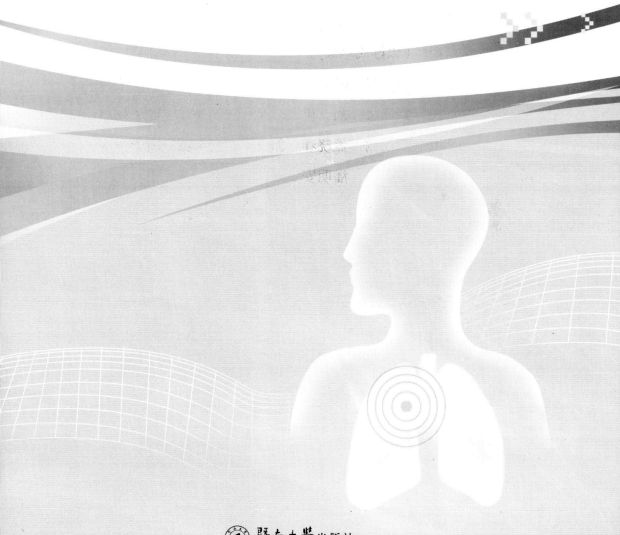

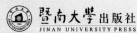

暨南大学出版社

JINAN UNIVERSITY PRESS

中国·广州

图书在版编目（CIP）数据

支气管镜与肺癌/周凤丽主编；黄静，毕筱刚副主编. —广州：暨南大学出版社，2014.5
ISBN 978 - 7 - 5668 - 0915 - 5

Ⅰ.①支…　Ⅱ.①周…　Ⅲ.①支气管镜检—应用—肺癌—诊疗　Ⅳ.①R734.2

中国版本图书馆 CIP 数据核字（2014）第 018567 号

出版发行：暨南大学出版社

地　　址：中国广州暨南大学
电　　话：总编室（8620）85221601
　　　　　营销部（8620）85225284　85228291　85228292（邮购）
传　　真：（8620）85221583（办公室）　85223774（营销部）
邮　　编：510630
网　　址：http：//www.jnupress.com　http：//press.jnu.edu.cn

排　　版：广州市天河星辰文化发展部照排中心
印　　刷：湛江日报社印刷厂

开　　本：787mm×1092mm　1/16
印　　张：10.25
字　　数：263 千
彩　　插：8
版　　次：2014 年 5 月第 1 版
印　　次：2014 年 5 月第 1 次

定　　价：26.00 元

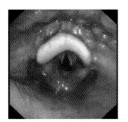

图 1　会厌

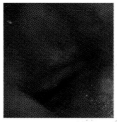

图 2　声带

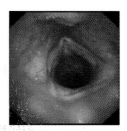

图 3　气管上段

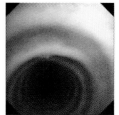

图 4　气管中段

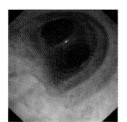

图 5　气管下段

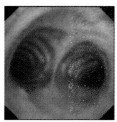

图 6　隆突

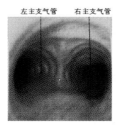

图 7　左右主支气管

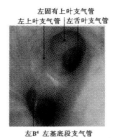

图 8　左主支气管

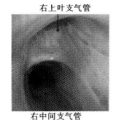

图 9　右主支气管

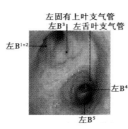

图 10　左上叶

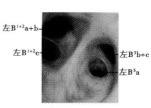

图 11　左固有上叶

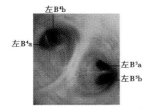

图 12　左舌叶

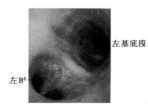

图 13　左下叶支气管

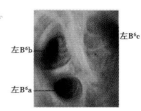

图 14　左背段支气管

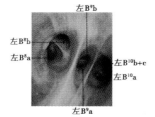

图 15　左基底段支气管

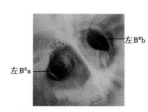

图 16　左前基底段支气管

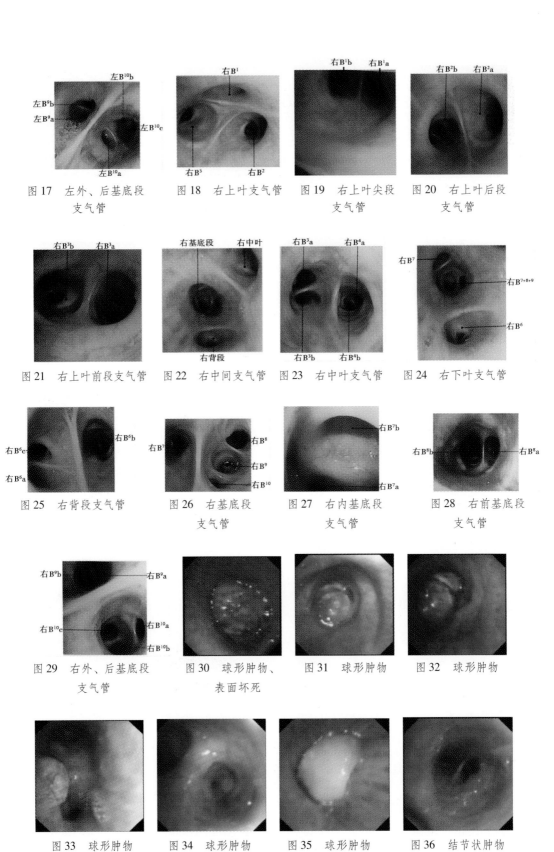

图 17　左外、后基底段
支气管

图 18　右上叶支气管

图 19　右上叶尖段
支气管

图 20　右上叶后段
支气管

图 21　右上叶前段支气管

图 22　右中间支气管

图 23　右中叶支气管

图 24　右下叶支气管

图 25　右背段支气管

图 26　右基底段
支气管

图 27　右内基底段
支气管

图 28　右前基底段
支气管

图 29　右外、后基底段
支气管

图 30　球形肿物、
表面坏死

图 31　球形肿物

图 32　球形肿物

图 33　球形肿物

图 34　球形肿物

图 35　球形肿物

图 36　结节状肿物

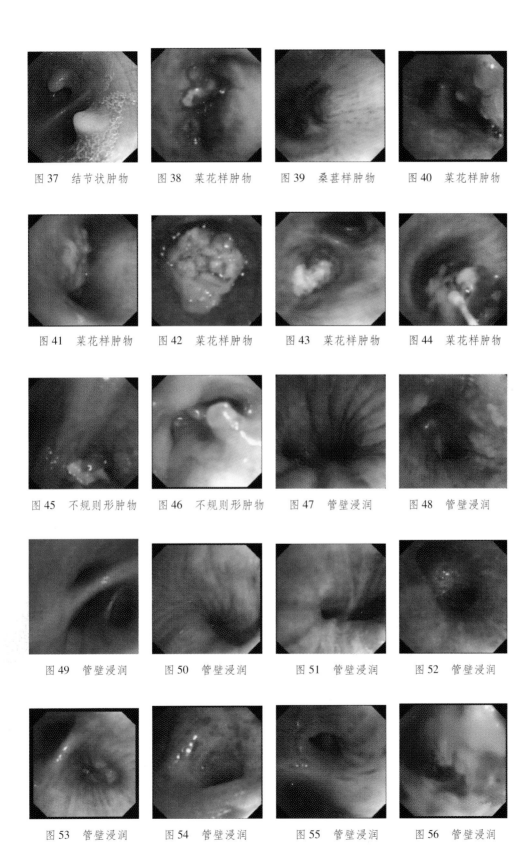

图 37　结节状肿物　　　图 38　菜花样肿物　　　图 39　桑葚样肿物　　　图 40　菜花样肿物

图 41　菜花样肿物　　　图 42　菜花样肿物　　　图 43　菜花样肿物　　　图 44　菜花样肿物

图 45　不规则形肿物　　图 46　不规则形肿物　　图 47　管壁浸润　　　图 48　管壁浸润

图 49　管壁浸润　　　　图 50　管壁浸润　　　　图 51　管壁浸润　　　　图 52　管壁浸润

图 53　管壁浸润　　　　图 54　管壁浸润　　　　图 55　管壁浸润　　　　图 56　管壁浸润

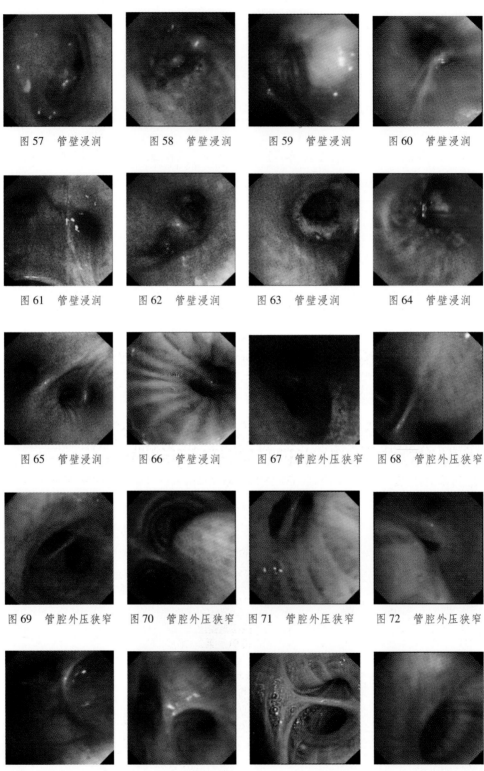

图 57　管壁浸润　　　图 58　管壁浸润　　　图 59　管壁浸润　　　图 60　管壁浸润

图 61　管壁浸润　　　图 62　管壁浸润　　　图 63　管壁浸润　　　图 64　管壁浸润

图 65　管壁浸润　　　图 66　管壁浸润　　　图 67　管腔外压狭窄　　图 68　管腔外压狭窄

图 69　管腔外压狭窄　图 70　管腔外压狭窄　图 71　管腔外压狭窄　图 72　管腔外压狭窄

图 73　管腔外压狭窄　图 74　管腔外压狭窄　图 75　管腔外压狭窄　图 76　管腔外压狭窄

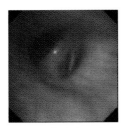 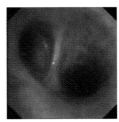 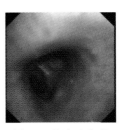 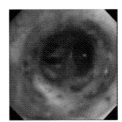

图 77　管腔外压狭窄　图 78　管腔外压狭窄、　图 79　管腔无狭窄、　图 80　管腔无狭窄、
　　　　　　　　　　　　　　黏膜充血　　　　　　　黏膜轻度肿胀　　　　　黏膜充血、出血

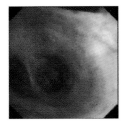 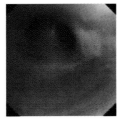 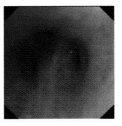 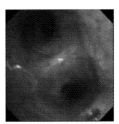

图 81　管腔无狭窄、　图 82　管腔无狭窄、　图 83　管腔无狭窄、　图 84　管腔无狭窄、
　局部黏膜轻度肿胀、充血　　黏膜轻度肿胀、充血　　黏膜充血　　　　　　黏膜粗糙

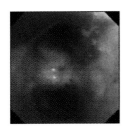 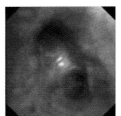 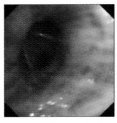 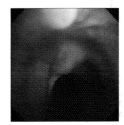

图 85　管腔无狭窄、　图 86　管腔无狭窄、　图 87　管腔无狭窄、　图 88　气管上段肺癌
　局部黏膜粗糙、充血　　黏膜粗糙、轻度肿胀　　黏膜轻度充血

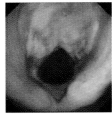 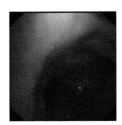 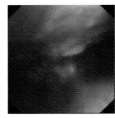 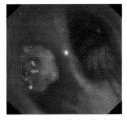

图 89　气管上段肺癌　图 90　累及隆突的肺癌　图 91　累及隆突的肺癌　图 92　左主支气管肺癌

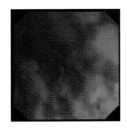 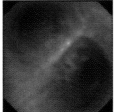 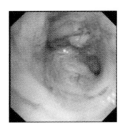

图 93　左主支气管肺癌　图 94　右主支气管肺癌　图 95　右主支气管肺癌　图 96　左上叶肺癌

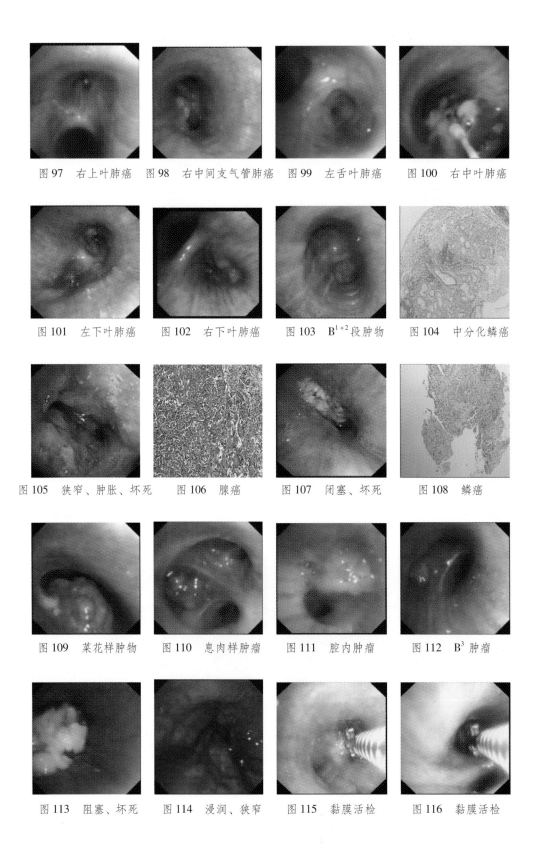

图 97　右上叶肺癌　　图 98　右中间支气管肺癌　　图 99　左舌叶肺癌　　图 100　右中叶肺癌

图 101　左下叶肺癌　　图 102　右下叶肺癌　　图 103　B^{1+2}段肿物　　图 104　中分化鳞癌

图 105　狭窄、肿胀、坏死　　图 106　腺癌　　图 107　闭塞、坏死　　图 108　鳞癌

图 109　菜花样肿物　　图 110　息肉样肿瘤　　图 111　腔内肿瘤　　图 112　B^{3}肿瘤

图 113　阻塞、坏死　　图 114　浸润、狭窄　　图 115　黏膜活检　　图 116　黏膜活检

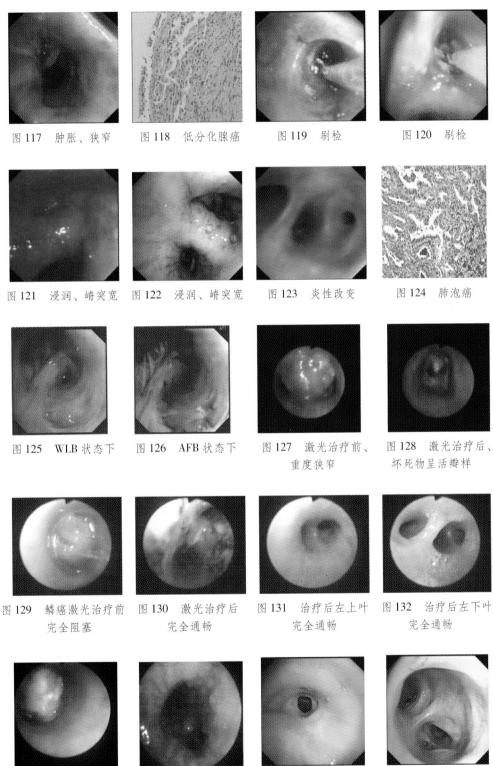

图 117 　肿胀、狭窄　　　图 118 　低分化腺癌　　　图 119 　刷检　　　图 120 　刷检

图 121 　浸润、嵴突宽　　图 122 　浸润、嵴突宽　　图 123 　炎性改变　　　图 124 　肺泡癌

图 125 　WLB 状态下　　　图 126 　AFB 状态下　　　图 127 　激光治疗前、　　图 128 　激光治疗后、
　　　　　　　　　　　　　　　　　　　　　　　　　　　　　　　重度狭窄　　　　　　　坏死物呈活瓣样

图 129 　鳞癌激光治疗前　图 130 　激光治疗后　　图 131 　治疗后左上叶　　图 132 　治疗后左下叶
　　　　　完全阻塞　　　　　　　　完全通畅　　　　　　　　完全通畅　　　　　　　　完全通畅

图 133 　鳞癌激光治疗前　图 134 　激光治疗后　　图 135 　治疗 7 年后左主　图 136 　治疗 7 年后左侧

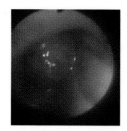 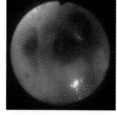 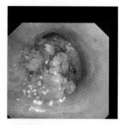 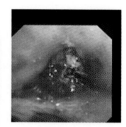

图 137 纤维瘤治疗前　图 138 纤维瘤治疗后　图 139 左上叶阻塞　图 140 高频电凝治疗中

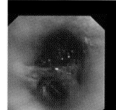 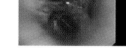 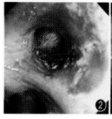 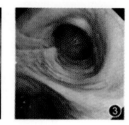

图 141 高频电凝治疗后　图 142 氩气刀治疗前　图 143 氩气刀治疗　图 144 治疗 2 个月后
　　　　　　　　　　　　　　　　肿瘤　　　　　　后通畅　　　　　（结合化疗）

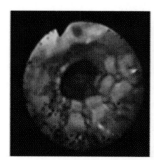 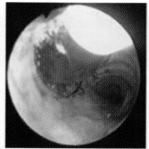 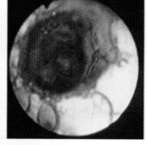

图 145 左主支气管狭窄 Ultraflex 支架置入术

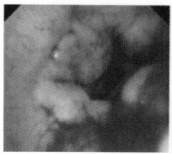 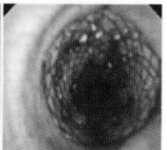

图 146 气道肿瘤支架置入前后

目　录

第一章　肺　癌

第一节　肺癌的病理学概论

肺癌是最常见的恶性肿瘤之一，其致死率居恶性肿瘤首位，严重威胁人类的生命健康。肺癌是气管支气管树及肺泡的上皮细胞发生的恶性肿瘤，是从人体正常肺的上皮细胞即支气管表面上皮细胞、肺泡上皮细胞、神经内分泌细胞及支气管壁腺体上皮细胞发生的，是在各种致癌因素的作用下，经过上皮细胞的增生、不典型增生及癌变而发生的。下面简要介绍这些不同上皮细胞的分化特征及其与不同类型肺癌的关系。

一、肺癌的组织发生及分化表型

1. 支气管表面上皮细胞

人体正常支气管表面上皮有纤毛细胞、黏液细胞（杯状细胞）、基底细胞及小黏液颗粒细胞。现已知在上述几种细胞中，只有基底细胞和小黏液颗粒细胞能发生肺癌。基底细胞是支气管黏膜上皮的生发上皮，细胞呈圆形，位于上皮基底部，是一种未分化的细胞，增殖能力强。当纤毛细胞及杯状细胞损伤时，它可分化为纤毛细胞或杯状细胞；而小黏液颗粒细胞为黏液细胞的一种，在各级支气管中均较多，被覆于黏膜上皮的大部分，表面有微绒毛形成。这两种细胞具有向腺上皮和鳞状上皮分化的特征。在超微结构上，向腺上皮分化时，细胞表面有微绒毛，可形成细胞间微腔，胞质内有黏液颗粒形成为其特征。向鳞状上皮分化时，细胞间可有桥粒连接形成，胞质内有张力微丝束为其特征。故支气管表面上皮的基底细胞和小黏液颗粒细胞可发生具有腺、鳞分化特征的肺癌，包括鳞状细胞癌、腺癌、腺鳞癌及具有腺、鳞分化特征的大细胞癌、透明细胞癌及巨细胞癌等。

2. 细支气管及肺泡上皮细胞

肺泡上皮细胞包括Ⅰ型及Ⅱ型肺泡细胞。Ⅰ型肺泡细胞为扁平形，核扁圆形；Ⅱ型肺泡细胞为分泌细胞，细胞较大，呈立方形，位于Ⅰ型肺泡细胞之间，胞核突向肺泡腔，它具有干细胞的功能，当在某些病理情况下，肺泡上皮受到损伤时，可增生、修复受损的上皮，当受到各种因素的刺激时，亦可增生。当细支气管黏膜上皮中的非纤毛细胞 Clara 细胞受损伤时，即由Ⅱ型肺泡细胞修复，具有向 Clara 细胞分化的特征。Clara 细胞呈高柱状，顶部呈圆顶状凸向管腔。Ⅱ型肺泡细胞及 Clara 细胞发生的癌，统称为细支气管肺泡癌。

3. 神经内分泌细胞

神经内分泌细胞亦名 Kulchitsky 细胞，位于支气管树各个平面的表面上皮细胞之间，在肺内支气管及终末支气管中数量较多，分别占70%和24%，在肺泡腔占4%。神经内分泌细胞绝大多数是孤立存在的，大约每2 500个上皮细胞中夹杂有1个神经内分泌细胞；少数是成堆分布的，如聚集成团，并由神经支配，称为神经上皮小体。神经内分泌细胞亦可位于支气管壁内腺体上皮细胞之间。光镜下不易识别神经内分泌细胞，其特点是细胞呈矮柱状，胞质多、透亮，核圆形，故曾称为透明细胞。嗜银染色后其胞质内见有嗜银颗粒。免疫组化染色结果为，神经内分泌标记抗体神经元特异性烯醇化酶（NSE）、嗜铬素A（CgA）、突触素（Syn）、CD56等呈阳性反应。由神经内分泌细胞发生的肺癌统称为神经内分泌癌。现已知包括类癌、不典型类癌、小细胞癌、大细胞神经内分泌癌及巨细胞神经内分泌癌等。

4. 支气管腺体上皮细胞

正常的大支气管黏膜下层，有许多呈簇分布的腺体，呈泡状或管泡状，由单层立方状或锥形腺上皮细胞构成，在腺上皮与基膜之间有肌上皮细胞。其腺泡和涎腺的腺泡一样，亦包括浆液腺、黏液腺和混合腺。因此，由支气管腺体发生的癌亦和涎腺发生的癌完全相同，称为涎腺型癌。较常见的有黏液表皮样癌、腺样囊性癌等，罕见的有腺泡细胞癌、恶性肌上皮瘤。

二、肺癌的分类

肺癌有数十种组织学类型。应用最广泛的分类来自于Kreyberg分类和在此基础上结合该领域的新进展作必要的修改所形成的世界卫生组织（WHO）委员会分类。传统上，肺癌主要分为小细胞肺癌（small-cell lung carcinoma，SCLC）和非小细胞肺癌（non-small cell lung carcinoma，NSCLC）两大类，其中NSCLC占80%。2004年WHO肺癌分类中主要有8个组织学类型，包括鳞癌、腺癌、大细胞癌、小细胞癌、腺鳞癌、肉瘤样癌、类癌、涎腺型肿瘤，其中类癌、小细胞癌和大细胞神经内分泌癌属于肺神经内分泌肿瘤（neuroendocrine tumors，NET）。

2004年WHO肺癌的组织学分类将肺癌分为：鳞状细胞癌（高分化鳞状细胞癌、中分化鳞状细胞癌、低分化鳞状细胞癌、鳞癌变异型）、小细胞癌（复合性小细胞癌）、腺癌（混合亚型腺癌、腺泡样腺癌、乳头状腺癌、支气管肺泡癌、伴黏液产生的实性腺癌）、大细胞癌（大细胞神经内分泌癌、基底细胞样癌、淋巴上皮瘤样癌、透明细胞癌、伴横纹肌样表型的大细胞癌）、腺鳞癌、肉瘤样癌（多形性癌、梭形细胞癌、巨细胞癌、癌肉瘤、肺母细胞瘤）、类癌（典型类癌、不典型类癌）以及来自支气管腺体的癌——涎腺型癌（黏液表皮样癌、腺样囊性癌、上皮—肌上皮癌）等。

肺癌最常见的组织学类型是腺癌，约占所有肺癌的一半，而肺NET占所有原发性肺肿瘤的20%。近年来，肺腺癌的基础和临床研究取得了显著进展，但肺腺癌不同的组织亚型在临床表现、影像学、病理学和遗传学上有很大差异，仍然需要对肺腺癌亚型有个普遍接受的标准。2004年WHO肺癌分类已不能很好地反映肿瘤分子生物学、病理学和影像学的新进展，也不能满足临床诊疗和预后预测的需要。为此，国际肺癌研究学会（IASL）、美国胸科学会（ATS）和欧洲呼吸学会（ERS）于2011年公布了肺腺癌的国际多学科分类。具体如下：

（1）浸润前病变：非典型腺瘤样增生、原位腺癌（≤3cm 以前的细支气管肺泡癌，非黏液性、黏液性、黏液/非黏液混合性）。

（2）微浸润性腺癌（≤3cm 贴壁为主型肿瘤，浸润灶≤5mm）：非黏液性、黏液性、黏液/非黏液混合性。

（3）浸润性腺癌：贴壁状为主（以前的非黏液性细支气管肺泡癌，浸润灶＞5mm）、腺泡性为主、乳头状为主、微乳头状为主、实性为主伴有黏液产生。

（4）浸润性腺癌变型：浸润性黏液腺癌（以前的黏液性细支气管肺泡癌）、胶样型、胎儿型（低度和高度恶性）、肠型。

新分类不再使用细支气管肺泡癌（bronchioloalveolar carcinoma，BAC）诊断术语，提出原位腺癌这一概念，并归入浸润前病变，浸润前病变包括非典型腺瘤样增生（atypical adenomatous hyperplasia，AAH）和原位腺癌（adenocarcinoma in situ，AIS）。

非典型腺瘤样增生（AAH）是一类局限性、小（通常 0.5cm 或更小）增殖病灶，由排列在肺泡壁上或排列在呼吸性细支气管壁上的Ⅱ型肺泡上皮细胞和（或）Clara 细胞轻度到中度不典型增生引起。细胞间隙常见，由圆形、立方形、低柱状或含圆形或椭圆形细胞核的"钉"样细胞组成。核内包涵体常见。无肺泡隔纤维间质反应及明显的淋巴细胞浸润。如图 1－1 所示：

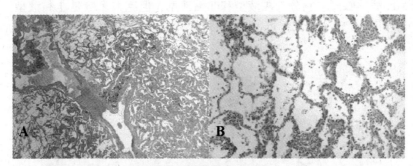

图 1－1　非典型腺瘤样增生

［A. 局限病灶，直径小于 0.5cm；B. Ⅱ型肺泡上皮细胞和（或）Clara 细胞轻度到中度不典型增生］

原位腺癌（AIS）相当于≤3cm 以前的细支气管肺泡癌，AIS 定义为≤3cm 的局限性（单发）小腺癌，癌细胞完全沿着以前存在的肺泡壁以贴壁状方式生长，可表现为乳头状或微小乳头状生长模式，而肺泡腔内肿瘤细胞缺如，无间质、血管或胸膜浸润，如图 1－2 所示，AIS 分黏液型及非黏液型，黏液型通常有 K－ras 突变，而没有 EGFR 突变，实际上黏液型极为罕见。诊断原位腺癌之前必须对肿瘤全部取材以排除浸润，小活检标本及穿刺标本不能诊断原位腺癌。原位腺癌被完整切除后，5 年生存率为 100%。

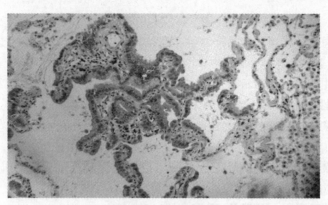

图1-2　原位腺癌
（癌细胞完全沿着以前存在的肺泡壁以贴壁状方式生长，无间质、血管或胸膜浸润）

微浸润性腺癌（minimally invasive adenocarcinoma，MIA）为肿瘤细胞明显沿肺泡壁生长的孤立性，≤3cm的小腺癌，伴有病变内1个或多个≤0.5cm浸润灶。浸润灶内的癌除沿着肺泡壁生长外，还有腺癌的其他组织学亚型（即腺泡、乳头、微乳头和/或实性）成分；间质纤维母细胞反应性增生如图1-3所示。若为多个浸润灶，只计算最大的，而不累加。当肿瘤内存在淋巴管、血管或胸膜侵犯以及出现肿瘤性坏死时，不能诊断为MIA，应直接诊断为浸润性腺癌。它分为黏液型和非黏液型，但绝大多数是非黏液型。微浸润性腺癌被完整切除后，5年生存率接近100%。

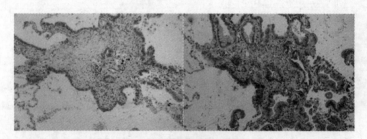

图1-3　微浸润性腺癌
（癌细胞除以贴壁状方式生长外，还有纤维细胞增生，其内见腺癌浸润）

浸润性腺癌。大多数腺癌都是混合性的，原有的混合性腺癌没能体现各种组织学亚型与临床特征及预后的关联，取消"混合性腺癌"的组织学分类推荐以5%的增量半定量法评估组织学类型，并选择一种作为主要类型。贴壁状为主（以前的非黏液性细支气管肺泡癌生长方式，浸润灶>5mm），不再继续使用"混合性"这一术语，贴壁状生长常预示更为良好的预后。腺泡性为主，当肺泡结构消失和（或）出现肌成纤维细胞基质时，就认为是浸润型腺泡样腺癌。筛状排列也被认为是腺泡样腺癌的一种特征性改变。原位腺癌（AIS）伴萎陷时要与腺泡癌区别。增加微小乳头状为主型腺癌作为一种主要的组织学亚型，这种亚型和较差的预后相关。实性为主伴有黏液产物的癌，若肿瘤为100%实体，缺乏可识别的腺癌表型，则需在两个高倍视野的任意一个中至少有5个肿瘤细胞中出现细胞内黏蛋白，黏蛋白需经组织化学黏液染色确认。根据主要类型对不同肿瘤进行分类并报道各亚型所占百分比。如贴壁状腺癌为主浸润性腺癌，其内有腺泡性腺癌，又有乳头状腺癌（即50%贴壁状腺癌，30%腺泡性腺癌，20%乳头状腺癌）等。每种类型的浸润性腺癌图像见第二节中的具体类型。

浸润性腺癌变型。浸润性黏液腺癌（以前的黏液性细支气管肺泡癌）从非黏液性腺癌中独立出来，黏液性囊腺癌归入胶样腺癌，去除透明细胞及印戒细胞癌，增加肠型腺癌（与结直肠腺癌在形态学及免疫组化特征方面有某些共同点，需进行临床评估以排除原发胃肠道肿瘤）。它的图像见第二节中的具体类型。

三、肺癌的病理诊断方法

肺癌不论何种类型，在病理形态学上的共同表现是，在肺部形成球形结节或肿块。在影像学上，这种位于肺实质的癌性结节或肿块，往往需要与炎性疾病（如结核球、新型隐球菌病，肺炎等）、炎性假瘤、错构瘤或其他病理情况鉴别，难以作出准确诊断。特别是对肺癌的组织学类型的诊断，只能通过病理学检查来解决。可以通过以下7种病理学方法来诊断和协助诊断肺癌。

1. 痰细胞学检查

对患者的痰液进行细胞学检查，是肺癌各项诊断手段中最简便易行的一种方法。病人无痛苦，易接受，且可反复进行。肺癌检出的阳性率随着痰检次数的增多而提高。痰细胞学检查可发现早期肺癌，特别是中央型早期鳞癌的阳性检出率较高。送检痰标本要新鲜，且要咳出支气管或肺深部的分泌物，若为口腔一点唾液，基本上为无效送检，阳性率极低。

2. 纤维支气管镜活检

此种方法适用于发生在次段支气管以上中央型肺癌的诊断，可从小块支气管黏膜活检组织中确定肺癌类型，如鳞癌、腺癌、小细胞癌、大细胞癌及类癌等，并可根据活检部位准确定位。故这是一种最可靠的诊断肺癌的重要手段。其缺点是对外周型肺癌因镜身难以达到取材部位常无能为力。但近些年来开展的纤维支气管镜穿过支气管壁，在电视直视下使其伸入外周肺实质的肿块内，采取活检的方法，弥补了这一不足，亦可对外周型肺癌进行诊断。在进行纤维支气管镜检查的过程中，亦可同时做支气管刷片进行细胞学检查。

3. 经皮肺穿活检

经皮肺穿活检适用于外周型肺癌的诊断，一般要在CT引导下进行。适用于术前胸部X线或CT不能排除恶性病变，而对于在常规痰细胞学和纤维支气管镜检查后，未能确诊病灶性质者，特别是肺外周部病灶较小，或患者年龄大，身体一般状况差，无法耐纤维支气管镜检查者更为适用。其安全性高，不良反应少，且定位明确，阳性率高。

4. 开胸探查进行快速诊断

有些肺癌患者，特别是外周型肺癌，往往在影像学下考虑为肺癌，但术前未能获得肯定的病理学诊断。手术时带有探查性质，可先将其球形或结节状肿块完整切除，并附带部分周围正常肺组织，送病理科做冷冻切片快速诊断。如确诊为癌，可进一步扩大切除范围，做肺段或肺叶切除。

5. 胸腔积液细胞学检查

有些肺癌特别是腺癌患者，可较早发生胸膜转移而出现胸腔积液，使原发癌部位由于胸腔积液在影像学上难以定位，此时亦可抽吸胸腔积液，这也有助于肺癌的诊断与鉴别诊断。肺腺癌的胸腔积液的细胞形态与增生的间皮细胞及恶性间皮瘤细胞很难鉴别，需要做免疫组织化学染色进行鉴别。

6. 免疫组织化学染色

有些分化较差的肺癌，在常规染色切片上，如未见有明确的鳞癌、腺癌或小细胞癌的组织形态特征时，要确定其组织学类型往往是困难的。随着免疫组织化学技术的发展及特异性标记抗体的日益增多，对肺癌组织类型的鉴别十分有用。

这些标记抗体可分为 3 类：鳞癌标记抗体，如高分子量角蛋白 CK5/6、P63 等；腺癌标记抗体，如低分子量角蛋白 CK7、CK8/18、TTF1、CD15（对肺腺癌有较高敏感性）、EMA 及 CEA；神经内分泌细胞标记抗体，如嗜铬素 A（CgA）、突触素（Syn）、CD56、蛙皮素、Leu7 等，其中以前 3 种较常用。上皮性标记 CK、EMA 亦可阳性。

7. 电子支气管镜检查

目前，由于条件的限制，在国内尚未普遍开展电子支气管镜诊断。

四、肺癌的分级

在病理诊断中，为了表示肺癌恶性程度的高低，常需根据镜下观察对肺癌进行分级，以便对临床治疗和预后的判断提供必要的信息。一般来说，肺癌的分级是根据其癌细胞的分化程度来判定的。换句话说，是根据癌细胞异型性的大小来确定的。因此，癌细胞分化程度和异型性的大小是对各种癌瘤进行分级的形态学基础，对肺癌的分级亦然。现就"分化"与"异型性"的含义及其形态学表现简述如下。

1. 分化（differentiation）

分化是指从胚胎干细胞衍变来的各种幼稚细胞逐步向各种成熟的正常细胞发育的过程。因此，分化意味着癌细胞的成熟程度。癌细胞及其构成的组织，如果细胞形态或组织结构愈接近或相似于相应的正常细胞和组织结构，就表明分化好或高分化。如鳞状细胞癌组织具有明显的复层鳞状上皮特征，角化现象及细胞间桥明显，就表明分化好，可称为高分化鳞癌。反之，如癌细胞及其构成的组织结构愈远离或不相似于相应的正常细胞或组织结构，即为分化差或低分化。如鳞癌组织仅见细胞间桥，未见角化现象，就表明分化差，可称为低分化鳞癌。

2. 异型性（dysplasia）

异型性是指细胞或组织去分化的表现，即细胞或组织失去正常细胞和组织结构的表现。与正常细胞及其组织结构的形态差别愈明显，则表示异型性愈大；反之，异型性愈小。它包括细胞的异型性和组织结构的异型性。

肺癌的分级多用于鳞癌和腺癌，因其分化程度在不同病例中均有差异。易于掌握的按分化程度划分的三级法如下：Ⅰ级为分化好的（亦即高分化），Ⅱ级为分化中等的（亦即中分化），Ⅲ级为分化差的（亦即低分化）。如分化好的鳞状细胞癌、低分化腺癌等。三级法在国内采用较普遍，它对判断肺癌的恶性程度和预后有一定意义。Ⅰ级者恶性程度低，Ⅱ级者居中，Ⅲ级者恶性程度高。肺的小细胞癌、大细胞癌，从分化程度上看，均为分化差的癌，故不再分级。但就肺的神经内分泌癌而言，也有分化好与差之别。其中，类癌为分化好的，不典型类癌为中分化的，小细胞癌为分化差的。

第二节　肺癌的组织学诊断及分期

肺癌有数十种组织学类型。应用最广泛的分类来自于 Kreyberg 分类和在此基础上结合该领域的新进展作必要的修改所形成的世界卫生组织（WHO）委员会分类。传统上，肺癌主要分为小细胞肺癌（small-cell lung carcinoma，SCLC）和非小细胞肺癌（non-small cell lung carcinoma，NSCLC）两大类，NSCLC 占80％。2004年 WHO 肺癌分类中主要有8个组织学类型，包括鳞癌、腺癌、大细胞癌、小细胞癌、腺鳞癌、肉瘤样癌、类癌、涎腺型肿瘤，其中类癌、小细胞癌和大细胞神经内分泌癌属于肺神经内分泌肿瘤（neuro-endocrine tumors，NET）。以下的分类主要以2004年 WHO 肺癌分类为依据，具体如下：

（1）鳞状细胞癌（squamous cell carcinoma，SCC）：高分化鳞状细胞癌、中分化鳞状细胞癌、低分化鳞状细胞癌，鳞癌变异型（梭形细胞鳞癌、透明细胞鳞癌、小细胞鳞癌、基底细胞样鳞癌）。

（2）小细胞癌（small cell carcinoma）：复合性小细胞癌。

（3）腺癌（adenocarcinoma）：混合亚型腺癌、腺泡样腺癌、乳头状腺癌、支气管肺泡癌（非黏液性、黏液性、混合性非黏液和黏液性或不能确定的）、伴黏液产生的实性腺癌［胎儿型腺癌、黏液（胶样）腺癌、黏液性囊腺癌、印戒细胞腺癌、透明细胞腺癌］。

（4）大细胞癌（large cell carcinoma）：大细胞神经内分泌癌、复合性大细胞神经内分泌癌，基底细胞样癌，淋巴上皮瘤样癌，透明细胞癌，伴横纹肌样表型的大细胞癌。

（5）腺鳞癌（adenosquamous carcinoma）。

（6）肉瘤样癌（carcinoma with sarcomatoid）：多形性癌、梭形细胞癌、巨细胞癌、癌肉瘤、肺母细胞瘤。

（7）类癌（carcinoid tumour）：典型类癌、不典型类癌。

（8）来自支气管腺体的癌——涎腺型癌（carcinoma of salivary-gland type）：黏液表皮样癌、腺样囊性癌、上皮—肌上皮癌。

一、鳞状细胞癌

1. 定义

鳞状细胞癌（squamous cell carcinoma，SCC）是起源于支气管上皮，显示细胞间桥和（或）角化特征的恶性上皮性肿瘤。

2. 肿瘤扩散和分期

中央型、周围型鳞状细胞癌的主要播散方式有两种：一种是上皮内播散，不管有或无上皮下浸润；另一种是向支气管腔内呈息肉状、结节状生长。部分病例两种形式都存在。

早期侵袭性鳞状细胞癌，会沿支气管黏膜生长而取代正常上皮组织，或者表现为黏膜病变向下浸润伴腺体的累及。晚期病例，癌组织常常直接累及肺门、纵隔组织（包括淋巴结），或通过胸膜直接侵犯胸壁或横膈。

鳞癌采用 TNM 分期系统。通常鳞状细胞癌易直接侵犯邻近组织，在手术切除后的局部区域复发比其他组织学类型更常见。而腺癌或其他组织类型的原发性肺癌相对更易转移至远处器官。在肿瘤的分化程度上，分化差的肿瘤在病程早期就可能发生脑、肝、胃肠和淋巴结等器官的转移。

3. 组织病理学

鳞状细胞癌典型的镜下形态为细胞角化、角化珠形成和细胞间桥。肿瘤细胞或为单个细胞的角化，一般会在癌组织内形成异位角化珠。这些形态特征在不同分化程度有差异，表现为在分化良好的肿瘤中明显，在分化差的肿瘤中呈局灶性。这是判断鳞癌分化程度的重要形态依据。

高分化鳞状细胞癌：癌组织呈大小不等的巢状、不规则片块状，有广泛且显著的分化特征，癌细胞大，细胞间桥显著，胞浆丰富，可见细胞内角化，在癌巢中常见明显的异位角化珠形成。癌细胞核大，核仁明显，可见核分裂（见图 1-4）。

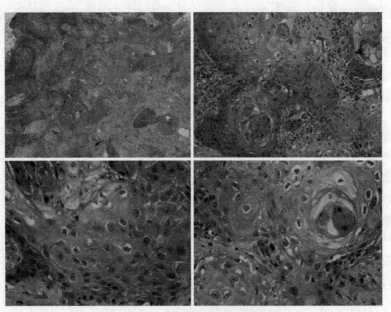

图 1-4　高分化鳞状细胞癌
（可见明显的细胞间桥及角化现象，较多角化珠形成）

中分化鳞状细胞癌：癌组织的分化特征仍可见，很少或无角化珠形成，部分癌细胞有角化现象，胞质嗜酸性，胞核有异型性，核分裂象易见（见图 1-5）。

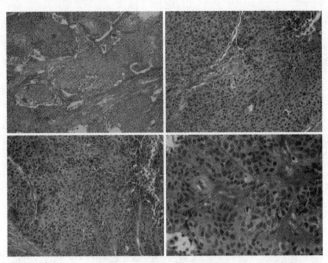

图1-5 中分化鳞状细胞癌

（细胞呈巢状分布，细胞间桥不明显，未见明显角化现象及角化珠形成）

低分化鳞状细胞癌：癌组织呈不规则片块状、巢状，细胞缺乏分化特征，无角化珠形成，可找到极少量具有鳞癌细胞特征的肿瘤细胞，如单个角化细胞，或细胞间不明显的细胞间桥。细胞异型性明显，核大小不等，伴多核及瘤巨细胞，核分裂象多见（见图1-6）。

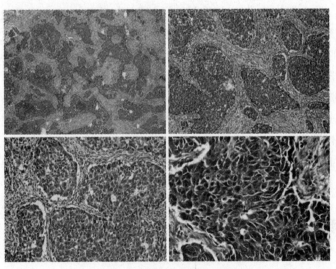

图1-6 低分化鳞状细胞癌

（细胞缺乏分化特征，异型性明显，可见坏死）

鳞状细胞癌的组织学变异型：

梭形细胞鳞癌：一种特殊的鳞癌类型，其表现为癌细胞呈梭形、没有明确的鳞癌分化特征，很少见角化细胞和细胞间桥，癌组织与间质分界清楚。肿瘤细胞异型性明显，本质上属于分化差的鳞癌。

透明细胞鳞癌：肿瘤组织大部分或全部由胞浆透亮的细胞组成，形成实性巢状、片状，肿瘤细胞仍具有一些鳞癌分化特征（见图1-7）。该类型需要与伴有广泛透明性变的肺大细胞癌和腺癌，以及肾转移性透明细胞癌鉴别。

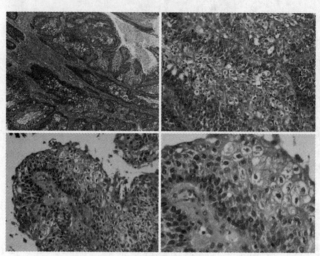

图1-7　透明细胞鳞癌

（大部分细胞胞浆透亮，可见鳞癌分化特征）

小细胞鳞癌：是一类分化差、肿瘤细胞小的鳞状细胞癌。癌组织呈巢状，癌细胞体积小，染色质粗，核仁明显，细胞界限清楚，可见局部细胞间桥或角化。这些肿瘤细胞保留了非小细胞肺癌的特点并显示有局灶鳞状分化，类似小细胞癌但又缺乏小细胞癌特征性的核特点。该组织学类型必须与复合性小细胞癌和真正的小细胞癌区别。

基底细胞样鳞癌：癌细胞较小，多呈立方状，有明显异型性，形成不规则的癌巢。肿瘤组织周边细胞核呈明显的栅栏状排列，癌巢内部分细胞稍大并具有角化倾向。

4. 免疫组织化学

大多数鳞状细胞癌表达高分子量角蛋白34βE12、CK5/6、P63和CEA。仅极少数表达TTF-1或细胞角蛋白CK7。

二、小细胞癌（SCLC）

1. 定义

一类胞浆极少、细胞界限不清，具有细颗粒状核染色质，核仁缺乏或不明显的小细胞恶性上皮性肿瘤。

复合性小细胞癌：小细胞癌同时伴有一种其他肿瘤成分，这种额外的肿瘤成分可以是任何一种组织学类型的非小细胞癌，例如腺癌、鳞状细胞癌。

2. 肿瘤扩散和分期

小细胞癌不采用TNM分期系统。小细胞癌通常分为局限性疾病和广泛性疾病。

3. 组织病理学

类似于其他神经内分泌肿瘤，小细胞癌的组织结构包括巢状、小梁状、栅栏状和菊形团，坏死广泛。肿瘤细胞很小，细胞界限不清，核呈圆形、卵圆形或梭形，胞浆少，呈裸核样，核染色质颗粒状，核仁不明显，核分裂象常见（见图1－8）。在活检组织中，癌细胞常因挤压变性而弥漫分布，呈实性片状。

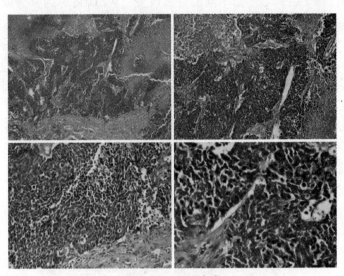

图1－8 小细胞癌
（细胞胞浆少，界限不清，坏死广泛）

4. 免疫组织化学

肿瘤表达神经内分泌标记 CD56、嗜铬粒蛋白 A（CgA）、突触素（Syn），近90%的小细胞癌 TTF－1 阳性，细胞角蛋白 AE1/AE3 也可阳性。

三、腺癌

1. 定义

腺癌是指具有腺管样分化或伴黏液产生的恶性上皮性肿瘤，可表现为乳头状、腺管样、细支气管肺泡样，或以这些形式混合存在。

2. 肿瘤扩散和分期

腺癌的分期依据国际 TNM 系统。除肿瘤浸润性生长直接侵犯临近组织器官外，腺癌早期即可发生淋巴道或血行播散，远处转移常见于脑、骨、肝。对于细支气管肺泡癌，肿瘤细胞可通过气道播散形成与原发肿瘤分开的病变，累及同一肺叶、同侧和对侧不同肺叶而产生细支气管肺泡癌的多中心性。

3. 组织病理学

腺癌的组织学改变表现为癌组织不同程度的腺管样分化，癌细胞有形成黏液的能力。高分化腺癌腺样分化明显，而分化差的肿瘤常常呈无腺体分化的实性结构，腺癌通常伴有明显的纤维间质增生反应。

腺癌单一的组织学形态可以呈腺管状、乳头状、细支气管肺泡样。特征是立方或柱状细胞形成腺泡和腺管结构，肿瘤细胞产生黏液。另外，不同形态结构混合存在的肿瘤组织也很常见，除了组织形态学结构的混合外，其分化程度（高、中、低分化）和细胞不典型性（轻、中、高度）在不同的区域和组织之间也混合存在。

组织学亚型。基于组织学形态不同的特征改变，WHO 将腺癌分为以下多个亚型：腺泡样腺癌、乳头状腺癌、胎儿型腺癌、黏液（胶样）腺癌、黏液性囊腺癌、印戒细胞腺癌、透明细胞腺癌、细支气管肺泡癌。其中由于细支气管肺泡癌具有独特的形态特点、生物学行为和预后，有学者倾向把该亚型作为一个独立的肿瘤类型。

（1）腺泡样腺癌：癌组织呈大小不等、形状不一的腺泡状或腺管状结构，肿瘤细胞为单层立方或柱状，部分伴有黏液，细胞有异型性，核椭圆、卵圆形，可见小核仁及核分裂，纤维性间质增生分隔癌组织，按腺管的分化程度分为高、中、低分化。

①高分化腺癌：肿瘤由立方、柱状上皮构成的典型腺管样结构组成，间质纤维组织增生（见图 1-9）。

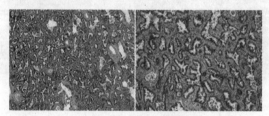

图 1-9　高分化腺癌

（细胞分化良好，呈典型腺管样结构）

②中分化腺癌：癌组织保留腺管的结构特征，部分腺管上皮细胞层次增多、排列紊乱，呈复层及筛孔状，细胞中度异型性，胞质中等，可见核仁和核分裂，间质纤维组织增生，富于血管（见图 1-10）。

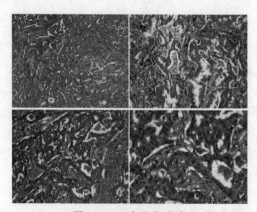

图 1-10　中分化腺癌

（细胞腺管样，部分腺管上皮细胞层次增多、排列紊乱，呈复层及筛孔状）

③低分化腺癌：肿瘤组织主要由缺乏腺管样结构的实性癌巢构成，灶性区域有腺样结构的形成趋势，肿瘤细胞异型性明显，核分裂易见（见图1-11）。

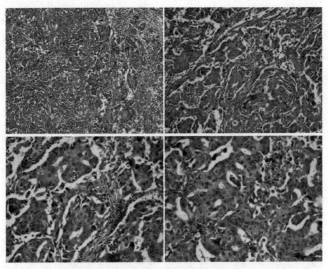

图1-11　低分化腺癌

（细胞腺管样结构不明显，细胞异型性明显，可见坏死）

（2）乳头状腺癌：该亚型的特点是肿瘤在腺管内形成大小不一的多级乳头状结构，部分乳头有纤维血管性轴心，乳头被覆立方、柱状、黏液或非黏液的异形肿瘤细胞。纤维性间质较少，常伴淋巴细胞浸润（见图1-12）。

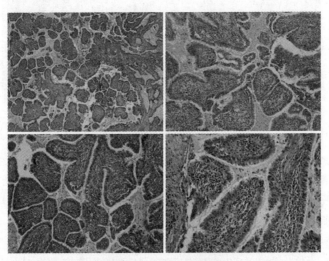

图1-12　乳头状腺癌

（肿瘤细胞形成多级乳头状结构，间质纤维组织反应不明显）

（3）胎儿型腺癌：一类有典型形态学特征的腺癌亚型，肿瘤表现为类似胎儿肺小管的腺样结构，细胞无纤毛、富于糖原，核上和核下的糖原空泡使肿瘤呈子宫内膜样形态。常见由具有丰富嗜酸性颗粒胞浆的多角形细胞组成的桑葚体结构。

（4）黏液（胶样）腺癌：富含黏液的肿瘤组织分叶状、上皮岛样分布，低倍镜下可见黏液湖的形成，肿瘤细胞不明显。高倍镜显示分化良好的肿瘤性上皮细胞漂浮在黏液中，细胞有异型性，胞质透亮，核位于基底，黏液边缘中可见少量腺管状分化的肿瘤组织。伴有黏液的实性腺癌也常常见到，肿瘤由片状多角形细胞组成，细胞黏液丰富但缺乏腺泡、腺管和乳头结构，每个高倍视野中常常有 3 个或更多的富含黏液的肿瘤细胞，这些细胞可以通过黏液染色阳性来证实（见图 1 - 13）。

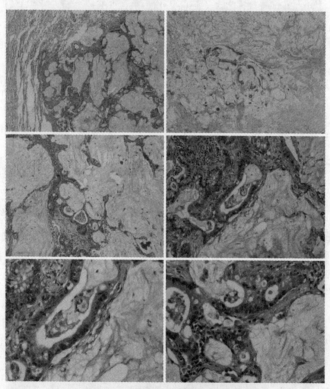

图 1 - 13　黏液（胶样）腺癌
（黏液丰富，可见少量腺管样结构）

（5）黏液性囊腺癌：被部分纤维组织包绕的局限性肿瘤。肿瘤细胞类似黏液（胶样）腺癌，肿瘤性黏液上皮沿着肺泡壁，大量黏液融合形成伴有黏液池的囊性区域。

（6）印戒细胞腺癌：癌组织呈实性团块或巢状，很少见腺管结构，与肺组织分界较清楚。典型的癌细胞呈印戒样，胞质内充满黏液，致细胞核偏位。分化差的细胞较小，核居中，胞质内黏液不明显，常见向印戒细胞过渡。印戒细胞腺癌常在其他组织亚型的腺癌中局灶出现。在诊断中，需要排除胃肠道印戒细胞癌的肺转移。

（7）透明细胞腺癌：肿瘤细胞胞浆丰富、透亮，该亚型常常以局灶性出现在其他任何腺癌的类型中，仅少数情况下由透明细胞形成肿瘤的主要成分（见图 1 - 14）。以透明细胞为全部肿瘤成分的病例需排除转移性肾细胞癌。

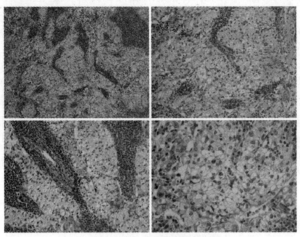

图 1 - 14 透明细胞腺癌
（以胞浆透亮细胞为主）

（8）细支气管肺泡癌（BAC）：肿瘤细胞沿着尚存的肺泡结构生长，不伴有间质、血管及胸膜的浸润。肿瘤细胞沿着原有的肺泡壁生长，故癌组织基本保持原有的肺泡结构，或在肺泡腔内形成大小不等的小乳头突入肺泡腔，或呈小乳头游离在肺泡腔内。细支气管肺泡癌常见肺泡间隔轻度增宽伴有硬化，特别是在非黏液亚型中。瘤细胞大多分化较好，呈鳞片状、立方或柱状，大小形状一致，呈钉突样挂在肺泡壁表面。分化差者较少见，瘤细胞可具有多形性，核分裂象可见，大小形状不等，可见瘤巨细胞，排列较乱，有的可呈复层，但仍保持肺泡的基本结构。肺泡间质通常无促纤维形成反应，此与腺癌的间质常有明显的纤维组织反应完全不同（见图 1 - 15）。

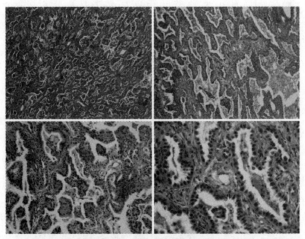

图 1 - 15 细支气管肺泡癌
（肿瘤细胞保持基本的肺泡结构，大小形状一致，呈钉突样挂在肺泡壁表面）

黏液性 BAC 属低级别。由高柱状细胞组成，细胞异型性不明显，胞浆淡染，核位于基底，有时似高脚杯状，细胞质内有不等量的黏液，并形成肺泡间隙周围黏液池。气道播散是特征性转移途径。原发肿瘤周围有典型的卫星结节形成，常伴广泛实变。

混合性腺癌。在我国，根据临床工作的需要，病理组织学将 BAC 分为：单纯的 BAC（无间质、血管及胸膜侵犯）、BAC 伴局部间质浸润、具有 BAC 特征的腺癌（侵犯间质、血管、胸膜的 BAC）。

4. 免疫组织化学

腺癌的免疫组化特征根据其不同的组织亚型和分化程度而有所不同。典型表达上皮性标记（AE1/AE3、CAM5.2、EMA、CEA），CK7 通常阳性，而 CK20 阴性，TTF - 1 经常阳性表达。黏液性肿瘤特别是黏液性 BAC 除外，其免疫组化 TTF - 1 阴性，CK20 阳性表达比 CK7 更常见。

四、大细胞癌

1. 定义

大细胞癌是一种未分化的非小细胞癌，缺乏小细胞癌、腺癌或鳞状细胞癌分化的细胞及结构特点。癌细胞常呈实性团块、片状或弥漫分布，无腺鳞分化特征。癌细胞体积较大，胞质丰富淡染，或呈颗粒状，有的胞质稍透亮，核呈圆形、卵圆形或不规则形，核仁明显。核分裂象易见。癌组织常见坏死，间质较少。

2. 肿瘤扩散和分期

大细胞癌的播散形式同其他非小细胞癌。最常见的转移部位是肺或纵膈淋巴结，其次是胸膜、肝、骨、脑等。

3. 组织病理学

根据定义，大细胞癌分化差，其诊断是排除性诊断。典型的镜下特征是巢状排列的大多角形细胞伴有中等量的细胞质以及具有明显核仁的泡状核（见图 1 - 16）。

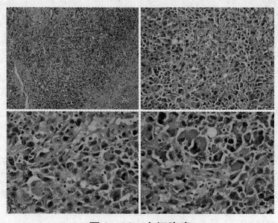

图 1 - 16　大细胞癌
（细胞呈大多角形，体积大，核仁明显）

变异型：

（1）大细胞神经内分泌癌：具有提示神经内分泌分化的形态特征，如细胞呈器官样、小梁状、菊形团或栅栏状排列。肿瘤细胞一般较大，胞浆中等到丰富，核具有多形性，核仁通常明显，核分裂多见。常见大片坏死。免疫组化 CD56、Syn、CgA 阳性，约 50% 病例显示 TTF－1 阳性。

（2）复合性大细胞神经内分泌癌：是伴有腺癌、鳞状细胞癌、大细胞癌和（或）梭形细胞癌成分的大细胞神经内分泌癌。

（3）基底细胞样癌：肿瘤呈实性结节或相互吻合地伴有周围栅栏样的小梁状、侵袭性生长方式。肿瘤细胞体积小、形态单一，立方到梭形，胞浆少，核染色质呈细颗粒状，缺乏或有点状核仁。核分裂多，缺乏鳞状分化。大多数基底细胞样癌间质发生透明或黏液变性。神经内分泌标记通常阴性，不表达 TTF－1。

（4）淋巴上皮瘤样癌：其特征是细胞呈合胞体样生长，具有大的空泡状核、明显的嗜酸性核仁以及间质大量淋巴细胞的浸润。肿瘤边界呈明显的推挤样，弥漫片状、巢状的浸润生长方式。（见图 1－17）

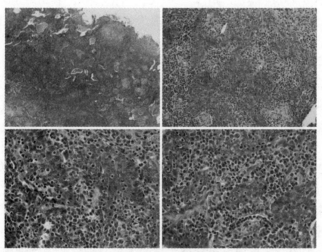

图 1－17　淋巴上皮瘤样癌
（细胞合胞体样生长方式，泡状核，核仁明显，间质大量淋巴细胞浸润）

（5）伴横纹肌样表型的大细胞癌：至少有 10% 的肿瘤细胞由横纹肌样细胞组成，其特点是癌细胞胞浆内可见嗜酸性小球。

五、腺鳞癌

1. 定义

腺鳞癌是一类显示鳞状细胞癌和腺癌两种成分的癌，其中每种成分至少占 10%。

2. 肿瘤扩散和分期

同原发灶，转移灶通常显示鳞和腺的分化。腺鳞癌的播散途径与其他非小细胞癌相似。

3. 组织病理学

高分化鳞状细胞癌显示明确角化或细胞间桥，腺癌显示腺泡、管状或乳头状结构。两种成分可能分开、合并或混合，鳞或腺样成分可以一种成分为主或两种成分等同。每种成分的分化程度不是相互依赖的，可以是不同的。除这两种成分外，出现大细胞癌的成分不影响诊断。

4. 免疫组织化学

同时显示鳞状细胞癌和腺癌的表达。

六、肉瘤样癌

1. 定义

肉瘤样癌是一种分化差、含有肉瘤或肉瘤样（梭形和/或巨细胞）分化的非小细胞癌。包括5种亚型：多形性癌、梭形细胞癌、巨细胞癌、癌肉瘤和肺母细胞瘤。

2. 肿瘤扩散和分期

肿瘤侵袭性很强，转移的部位同非小细胞肺癌，可转移至不常见部位，如食管、空肠、直肠和肾。

3. 组织病理学

（1）多形性癌：一类分化差的含有梭形细胞和（或）大细胞或仅由梭形或巨细胞成分组成的非小细胞癌。这些非小细胞癌可以是鳞状细胞癌、腺癌或大细胞癌。梭形细胞和（或）巨细胞癌成分至少应占肿瘤的10%。

（2）梭形细胞癌：一类只由梭形细胞组成的非小细胞癌。镜下表现为具有明确恶性特征（核深染及核仁明显）的细胞呈巢状和不规则束状排列。癌组织具有肉瘤样生长方式，主间质不分，常与非肿瘤性结缔组织成分混合存在。见不到腺癌、鳞状细胞癌、巨细胞癌或大细胞癌的特殊结构。

（3）巨细胞癌：该肿瘤全部由巨细胞组成，没有腺癌、鳞状细胞癌或大细胞癌的特殊排列方式。肿瘤由大的、多核或巨核异型明显的多角及奇异型瘤巨细胞组成，核具有多形性，核分裂象多，常见坏死。肿瘤细胞黏附性差，弥漫性浸润。癌大体通常为分叶状。

（4）癌肉瘤：一种恶性上皮成分（癌）和恶性间叶成分（肉瘤）相混合的恶性肿瘤。肿瘤组织学上具有双向性，镜下见肿瘤组织由癌及分化性肉瘤成分共同组成，癌组织一般为鳞状细胞癌，也可为腺癌或大细胞癌。分化性肉瘤成分通常为梭形细胞，类似纤维肉瘤或恶性纤维组织细胞瘤，或为软骨肉瘤、骨肉瘤、横纹肌肉瘤等。

（5）肺母细胞瘤：一种含有类似于分化好的胎儿型腺癌的原始上皮成分和原始间叶成分，偶尔有灶性骨肉瘤、软骨肉瘤或横纹肌肉瘤的双向性肿瘤。原始小管内衬柱状细胞呈假复层，不含纤毛，胞浆透明或轻度嗜酸性。胞核大小一致，卵圆形或圆形。腺体通常具有核上或核下空泡，形成子宫内膜样表现。间质细胞一般具有母细胞样形状，镜下为密集排列的小卵圆形或梭形细胞围绕在肿瘤性腺体周围的黏液样间质中。

①上皮性肺母细胞瘤：该肿瘤特征是只有恶性上皮成分，而缺乏肉瘤成分。上皮成

主要表现为密集的分支状腺管结构。腺上皮为假复层柱状上皮，部分胞质透亮，可见核分裂象，类似子宫内膜样腺体。腺体基底部可见鳞状上皮细胞样细胞形成的桑葚体样结构。肿瘤间质稀少，为成熟的纤维间叶组织。

②双向性肺母细胞瘤：镜下特征为恶性上皮成分大多形成大小不等的子宫内膜样腺体结构，并可见上皮性条索、巢状排列；大多数间叶成分为原始的小卵圆形或梭形细胞，核大深染，胞质稀少，缺少分化特征。有的可见分化性肉瘤区域，为恶性软骨、骨及纤维组织。

七、类癌

1. 定义

类癌是指来源于支气管黏膜及黏膜下腺体上皮细胞间的神经内分泌细胞。具有神经内分泌分化的特征性生长方式，包括器官样、小梁状、岛状、栅栏状、带状或菊形团状排列。瘤细胞具有一致的细胞学特征：胞浆中度嗜酸性，细颗粒状，核染色质细颗粒状。

2. 肿瘤扩散和分期

肿瘤转移至区域淋巴结和远处器官，适用于 TNM 系统。

3. 组织病理学

典型的类癌由形态一致的多角形细胞组成，胞浆嗜酸性、少到中等量，核染色质细颗粒状，核仁不明显。同一肿瘤内经常具有多种生长方式。最常见为器官样和小梁状，此外瘤细胞还可排列成巢状或索状、乳头状、假腺样、菊形团样和滤泡样。间质血管丰富。

（1）典型类癌（TC）：核分裂少于 2 个/10HPF 并缺乏坏死的类癌（见图 1-18）。

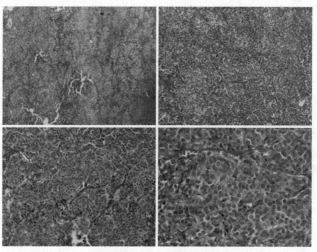

图 1-18　典型类癌
（细胞呈器官样及小梁状排列，大小形态一致，间质血管丰富）

（2）不典型类癌（AC）：核分裂 2~10 个/10HPF 和（或）伴有坏死的类癌（见图 1-19）。

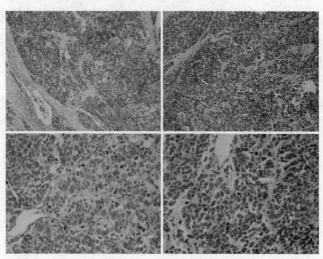

图 1-19　不典型类癌

（细胞呈巢状分布，胞浆少，可见坏死）

4. 免疫组织化学

大多数类癌（80%）CK 阳性。神经内分泌标记如嗜铬粒蛋白、突触素、CD56 呈典型强阳性。S100 可突出显示支持细胞的存在。

八、来自支气管腺体的癌——涎腺型癌

（一）黏液表皮样癌

1. 定义

黏液表皮样癌是一种以出现鳞状细胞、产生黏液的细胞和中间型细胞为特点的恶性上皮性肿瘤。

2. 肿瘤扩散和分期

远处播散少见，但有 5% 的低级别黏液表皮样肿瘤病例可通过局部生长播散到区域淋巴结。高级别的肿瘤不仅累及区域淋巴结，还可转移到肝、骨、肾上腺和脑等。

3. 病理组织学

肿瘤组织由表皮样细胞、中间型细胞构成，呈片块或囊腔样，无角化现象或罕见，其间见灶性黏液细胞聚集，或囊腔内衬黏液细胞，或由黏液细胞构成大小、形状不等的腺体散布其间。

根据形态学和细胞学特点，肿瘤分为低级别和高级别。在低级别肿瘤中，囊性变占主导，典型实性区的组成主要为分泌黏液的柱状上皮形成小腺管和囊肿，坏死不明显。囊肿内通常含有丰富的黏液，使肿瘤呈胶样外观。内衬细胞形态温和，核圆形或椭圆形，胞浆丰富，嗜酸性，富含黏液，核分裂象少见。通常与这些黏液性上皮密切混合的是呈片状、伴有细胞间桥的非角化鳞状细胞。第三种细胞成分是中间型细胞，此类细胞呈椭圆形，具

有圆形核和弱嗜酸性胞浆。高级别黏液表皮样癌典型诊断标准包括：外生性支气管内生长，表面上皮缺乏原位癌变，缺乏单个细胞角化和鳞状角化珠形成，有向低级别黏液表皮样癌的移行区。

4. 免疫组织化学及特染

表皮样细胞及中间型细胞 CK5/6（＋）、P63（＋），黏液细胞 PAS（＋）。

（二）腺样囊性癌

1. 定义

腺样囊性癌具有上皮样细胞独特的生长方式，以筛状、小管和腺样排列，周围有不定的黏液性和丰富的透明变性基底膜样细胞外基质围绕，肿瘤细胞显示衬附导管和肌上皮的分化特征。

2. 肿瘤扩散和分期

按 TNM 分期系统，可转移至区域淋巴结和远处器官。

3. 组织病理学

肿瘤细胞较小，呈筛状、小管或实性巢排列。最具特征性的筛状结构显示在酸性黏多糖丰富的硬化性基底膜样物质中围绕圆柱体排列。肿瘤细胞胞浆少，核卵圆到多角形、染色深，核分裂象不常见。这些细胞偶尔形成由 2~3 个细胞衬附的小管，腔内细胞呈低立方状，周围细胞形成肌上皮层。肿瘤在支气管壁内浸润生长，也可侵及周围肺实质。

4. 免疫组织化学

显示肿瘤细胞有不同的导管和肌上皮表型。肿瘤细胞表达 CK，但也表达 Vim、SMA、钙结合蛋白（calponin）、S100、P63 和 GFAP。

九、肺癌的扩散与转移

（1）直接蔓延：癌组织沿气管/支气管壁生长，可直接向近侧或远侧端播散。同时也穿过管壁向肺实质浸润性生长，部分肺癌可侵犯纵膈、胸膜及胸壁。

（2）淋巴道转移：肺癌的另一种转移方式为淋巴道转移。淋巴道转移多见于肺门淋巴结、气管旁淋巴结，然后到达纵膈淋巴结，远处淋巴结转移可见于下颌淋巴结或腋窝淋巴结。

（3）血道转移：各类型的肺癌组织均可进入血管发生血道转移，未分化型肺癌如小细胞癌、大细胞癌更易发生。肺癌通过血道远距离转移最常见的部位是中枢神经系统、肾上腺、骨、骨髓等。

十、肺癌的 TNM 分类

T：原发肿瘤；N：区域淋巴结；M：远处转移。

1. 原发肿瘤

TX：通过痰或支气管灌洗液中出现癌细胞获得诊断，而影像学或支气管镜均未显示肿瘤。

T0：无原发肿瘤的证据。

Tis：原位癌。

T1：肿瘤最大直径≤3cm，肺或脏层胸膜包绕，支气管镜下没有侵袭比叶支气管更近端的部位（即不在主支气管内）。

T2：肿瘤具有以下任何的大小和范围特点：

（1）肿瘤最大径＞3cm；

（2）累及主支气管，距离隆突≥2cm；

（3）侵犯脏层胸膜；

（4）肿瘤引发的肺病变（肺不张或阻塞性肺炎）累及肺门区但未累及全肺。

T3：任何大小的肿瘤侵犯以下任何部位：胸壁、横膈、纵膈、胸膜、心包壁；肿瘤位于主支气管内，距离隆突＜2cm，但未累及隆突；肿瘤导致全肺的肺不张或阻塞性肺气肿。

T4：任何大小的肿瘤直接侵犯以下任何部位：纵膈、心脏、大血管、气管、食管、椎体、隆突；同一肺叶存在其他不相连的肿瘤结节；肺癌伴有恶性胸膜渗出液。

2. 区域淋巴结

NX：无法估计区域淋巴结情况；

N0：无区域淋巴结转移；

N1：转移到同侧支气管旁淋巴结，转移至同侧肺门淋巴结和肺内结节；

N2：转移到同侧纵膈和（或）隆突下淋巴结；

N3：转移到对侧纵膈、对侧肺门淋巴结，转移到同侧、对侧斜角肌或锁骨上淋巴结。

3. 远处转移

MX：不能评估远处转移；

M0：未发生远处转移；

M1：远处转移，包括在同侧或对侧不同肺叶内存在其他不相连的肿瘤结节。

分期组：

隐匿癌：	TX	N0	M0
0 期：	Tis	N0	M0
ⅠA 期：	T1	N0	M0
ⅠB 期：	T2	N0	M0
ⅡA 期：	T1	N1	M0
ⅡB 期：	T2	N1	M0
	T3	N0	M0
ⅢA 期：	T1/T2	N2	M0
	T3	N1/N2	M0
ⅢB 期：	任何 T	N3	M0
	T4	任何 N	M0
Ⅳ 期：	任何 T	任何 N	M1

NSCLC 的分期：病理学分期和临床分期均推荐国际 TNM 分期系统，该分期对预后和

治疗有重要参考。

SCLC 的分期：SCLC 通常按局限性或广泛性疾病进行分期。TNM 分期因不能很好预示 SCLC 的预后，一般不适用于 SCLC。

局限性疾病：疾病限于一侧胸腔，可伴淋巴结转移。包括：同侧和对侧肺门，同侧和对侧纵隔，同侧和对侧上腔静脉，同侧胸膜渗液。相当于 TNM 系统的 I ~ III 期。

广泛性疾病：局限性疾病定义外的疾病，与 TNM 系统中的 IV 期相同。

第三节　肺癌的影像学诊断

肺癌（lung cancer），又称支气管肺癌（bronchogenic carcinoma），是肺部最常见的恶性肿瘤，起源于支气管黏膜上皮或腺上皮，根据大体病理类型可分为中央型肺癌、周围型肺癌及弥漫型肺癌。中央型肺癌，发生于肺段或肺段以上支气管，以鳞癌、小细胞癌和大细胞癌常见。周围型肺癌，发生于肺段以下支气管，见于各种组织学类型的肺癌，以腺癌常见。弥漫型肺癌，发生于细支气管或肺泡上皮，肿瘤沿肺泡管、肺泡弥漫性生长，以腺癌中的细支气管肺泡癌最常见。

一、中央型肺癌

（一）中央型肺癌的 X 线表现

早期肺癌在 X 线平片上可无异常征象。当肿块不断增大时，可出现一侧肺门区结节状或分叶状肿块，形态规则或不规则，边缘可见粗短毛刺征。当肿瘤阻塞支气管时可引起一系列继发性肺部改变，包括阻塞性肺炎、阻塞性肺气肿甚至阻塞性肺不张。阻塞性肺炎可表现为局限性斑片、条索阴影或肺叶、肺段渗出实变影，边缘模糊，其特点是阴影不易吸收或局部反复发生。阻塞性肺气肿时可见局部肺野透亮度增高，肺纹理稀疏，甚至可出现纵隔、横膈及叶间裂移位。阻塞性肺不张可见肺叶、肺段或一侧肺体积缩小，密度增高，周围结构向病变移位；右肺门肿块引起右肺上叶不张时可出现横 "S" 征，即右肺上叶体积缩小并向上移位，其凹面向下的下缘与肺门肿块向下隆起的下缘相连所形成。当出现纵隔、肺门淋巴结转移时，纵隔影、肺门影可增宽。如出现肺内转移时可出现肺内结节，如出现骨转移时可见相应骨质破坏征象。

（二）中央型肺癌的 CT 表现

CT 检查中肺癌患者主要出现肺门肿块、支气管改变及气道阻塞征象。

（1）肺门肿块：表现为不规则、分叶状的结节或肿块，增强扫描中度强化。当瘤灶与肿大淋巴结融合时，可出现肺门巨大肿块。瘤灶发生坏死且坏死组织经引流支气管排出体外时可见癌性空洞，表现为厚壁、内缘凹凸不平的空洞影。

（2）支气管改变：支气管病变是中央型肺癌最早的发病部位，支气管壁增厚为其早期改变，但早期支气管壁浸润 CT 较难诊断，确诊需依赖支气管镜活检。肿块较大时，可出现相应支气管管壁不规则增厚，厚薄不均，或呈串珠状，厚度可超过 3mm；受累节段支气管管腔呈环形、管状或偏心性狭窄，甚至完全闭塞、截断。肿瘤向管腔内及腔外生长时，可见结节状或息肉样肿块。应用 CT 多平面重建技术进行薄层肺窗重建，能够更好地显示支气管病变、观察肿瘤沿支气管的侵犯范围，如相邻肺叶支气管是否受累、气管隆突及对侧支气管是否受累、癌肿至气管隆突的距离等，均可为选择治疗方案、制订手术计划等提供重要信息。

（3）气道阻塞征象：包括阻塞性肺气肿、阻塞性肺炎及阻塞性肺不张三种类型。阻塞性肺气肿是由于肿块不完全阻塞气管，产生活瓣作用，远侧肺叶含气量增加所致，可表现为局部肺野透亮度增高，肺纹理稀疏、纤细。由于支气管狭窄和腔内瘤灶阻塞，支气管内分泌物引流不畅，远端的肺组织易发生感染，可表现为局限性不易吸收或反复发作的斑片状或片状渗出实变影，可呈节段性、肺叶性分布，或沿支气管分支分布。临床工作中，当患者的肺部炎症在治疗过程中于同一部位反复发作，尤其是影像学表现偏重而临床症状轻微或无症状时，需要高度警惕中央型肺癌的可能。瘤灶完全阻塞气管后，远端肺组织内气体完全吸收可形成肺不张，表现为片状致密影。与良性阻塞性肺不张不同的是，尽管中央型肺癌患者的不张肺叶体积缩小，叶间裂向内侧凹陷，但肿块处肺缘仍向外侧凸出，使得不张肺叶的叶间胸膜呈横置"S"状或曲线状，为鉴别良性和恶性肺不张的重要征象，亦为中央型肺癌的典型 X 线和 CT 表现。CT 增强扫描可区分肿块与不张的肺组织，不张肺组织的强化程度高于瘤灶。

（4）中央型肺癌周围侵犯或转移：病变靠近胸膜时，肿瘤可直接侵犯胸膜或胸壁，两者分界不清，或见周围胸膜盘状增厚，严重者累及胸壁肌层、肋骨，形成胸壁肿块、肋骨虫蚀状或大块状骨质缺损。与 X 线检查相比，CT 检查更容易发现小的胸膜播散灶，呈沿胸膜排列的细小圆形或半圆形结节，常伴不同程度的胸腔积液。较大的中央型肺癌可直接压迫、侵犯肺门及纵隔血管，使得血管变形、管腔狭窄，增强扫描可见血管腔内与肺肿瘤强化同步的充盈缺损影，严重者甚至累及心包及心肌，伴有不同程度的心包增厚和心包积液。癌细胞沿淋巴道转移时，可见单侧或双侧不对称性肺门淋巴结肿大、纵隔淋巴结肿大。

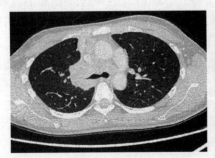

A. 平扫肺窗

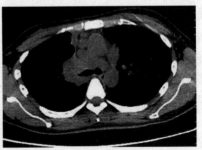

B. 平扫纵隔窗

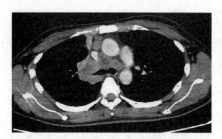

C. 动脉期纵膈窗

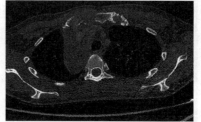

D. 同一患者，不同层面的骨窗

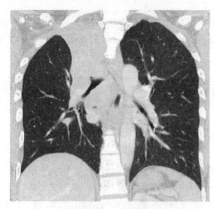

E. 冠状面重建

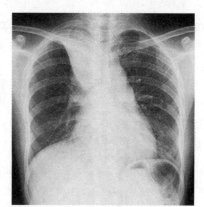

F. 平片

（患者女性，41 岁。患者右肺上叶支气管闭塞，周围见团块状肿物，增强扫描肿物明显不均匀强化。纵膈及右肺门见肿大、融合淋巴结。骨窗示胸骨见不规则形骨质破坏并软组织肿块形成。患者平片示横"S"征。）

图 1 - 20

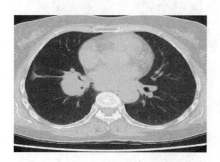

A. 平扫肺窗

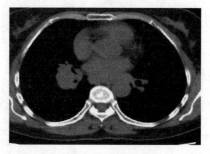

B. 平扫纵膈窗

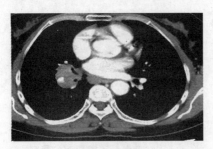

C. 动脉期纵膈窗

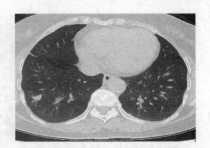

D. 同一患者，不同层面的肺窗

（患者女性，61 岁。患者右肺中叶、下叶支气管狭窄，周围见团块状肿物，增强扫描肿物均匀强化，肿物包绕右下肺动脉。右肺中叶见条片状阻塞性肺炎。纵膈见肿大淋巴结。D 图示右肺中叶外侧段局限性肺气肿并肺下叶外基底段转移灶。）

图 1-21

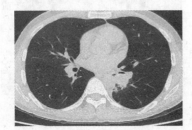

A. 平扫肺窗

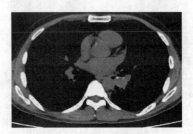

B. 平扫纵膈窗

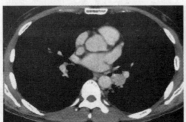

C. 动脉期纵膈窗

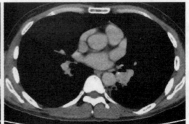

D. 静脉期纵膈窗

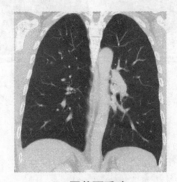

E. 冠状面重建

（患者男性，43 岁。患者左肺下叶背段见一分叶状结节灶，内部尚可见斑点状钙化灶，增强扫描明显均匀强化。肿块部分突入左肺下叶支气管内，左肺下叶支气管管腔狭窄。肿块周围见少许斑片状炎性渗出影。）

图 1 - 22

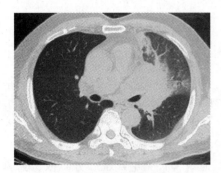
A. 平扫肺窗

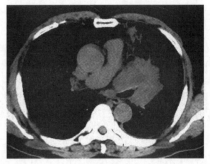
B. 平扫纵膈窗

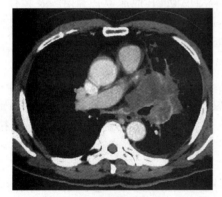
C. 动脉期纵膈窗

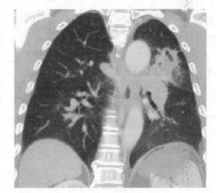
D. 冠状面重建

（患者男性，74 岁。患者左肺上叶肺门区见一不规则形肿块，内部可见坏死及小空洞，增强扫描不均匀强化，左肺上叶支气管管壁增厚，管腔狭窄、闭塞。纵膈及左肺门多发淋巴结肿大。左肺上叶病灶周围见斑片状阻塞性肺炎。）

图 1 - 23

（三）鉴别诊断

（1）支气管内膜结核：支气管狭窄段较长、僵直，不伴有周围肿块，往往伴有沿该支气管分布范围内的活动性结核病灶。伴有肺不张或阻塞性肺炎时，其内出现支气管扩张和（或）空洞、钙化或密度不均匀时，均提示支气管内膜结核。

（2）支气管良性肿瘤：发生于支气管的良性肿瘤少见，主要有错构瘤、腺瘤等，其影像表现为支气管腔内息肉样软组织肿块，表面光滑，边界清楚。

（3）结节病：结节病典型表现为两侧肺门淋巴结对称性肿大，但当表现为一侧肺门淋巴结肿大时，与中央型肺癌鉴别困难。

（4）支气管内转移瘤：最常见的影像表现为一叶或单侧肺不张，可见与不张肺叶相连支气管腔内圆形病变，也可出现纵隔、肺门淋巴结肿大及肺内转移结节，与中央型肺癌鉴别困难，临床上有无原发肿瘤病史对鉴别诊断有一定帮助。

二、周围型肺癌

（一）周围型肺癌的 X 线表现

早期周围型肺癌可表现为肺内分叶状或不规则形小结节灶，边缘模糊，大多数边缘有毛刺、分叶或脐凹；也可表现为磨玻璃密度结节。进展期周围型肺癌可表现为分叶或脐样切迹肿块，边缘不规则，可见短毛刺，肿块内可见癌性空洞，多为偏心性厚壁空洞，内缘凹凸不平，可见单个或多发癌结节，外缘多不光滑，常见毛刺征、分叶征、胸膜凹陷征、血管集束征等，部分空洞内见液气平面，与坏死癌组织引流不畅有关；邻近胸膜受侵，可表现为胸膜凹陷征，即肿瘤与胸膜间线状或幕状阴影；其他征象：肺内多发转移时可表现为肺内多发结节阴影。癌性淋巴管炎为局部网状或小结节状阴影。纵隔、肺门淋巴结转移时表现为纵隔、肺门影增大。骨转移时相应骨质破坏。

（二）周围型肺癌的 CT 表现

肺内结节或肿块是周围型肺癌的直接征象，影像学检查中，通常将直径≤3cm 的病灶称为结节，＞3cm 的病灶称为肿块。当肺内结节或肿块出现以下征象时，支持肺癌的诊断。

1. 病变密度

根据早期周围型肺癌的密度，可将其分为实性结节、磨玻璃密度结节及混合密度结节三种类型。实性结节是指肿瘤生长较为密实，形成不规则圆形或分叶状的结节或肿块。磨玻璃密度结节指当癌细胞在细支气管和肺泡表面匍匐生长，并且其分泌的黏液部分充填肺泡腔，肺泡尚有部分气体残留时，病灶内部密度较低，其内尚可见到血管及支气管影像，类似肺部炎症表现，容易误诊。当病变内出现磨玻璃影伴结节影时，即为混合密度结节，此时肺癌可能性增大，其内的结节多为癌细胞或其分泌的黏液在小叶中心腺泡中完全充填，或癌细胞在间隔内成簇生长而形成。空泡征：是指结节内含小的透光区，呈低密度小点状影，可为癌灶内尚未受累的肺泡，或为癌细胞覆壁生长、肺泡仍保持充气状态所形成。当癌细胞沿细支气管壁覆壁生长，尚未充填管腔时，可见含气支气管征，呈上下层连续、长条或分支状与支气管相连通的透亮影。肺癌内钙化少见，一般为偏心性、细沙粒状或斑点状钙化，而弥漫性、爆米花样钙化常常为良性钙化。癌组织坏死经支气管排出时可形成病灶内空洞，通常情况下在各个方向上癌组织坏死不均匀，因而以偏心性空洞、洞壁厚薄不均常见，内缘凹凸不平，甚至可见壁结节；当肿瘤坏死严重或者病变发生在肺大泡或支气管囊肿背景下时，少数肺癌亦可形成薄壁空洞。

2. 病变外形和境界

病变外形和境界可反映病变的生长速度及病变与周围正常组织交界面的关系。由于恶性肿瘤通常生长迅速，并在各个方向不均匀生长，或者生长过程中受到血管、支气管等阻挡，肺癌边缘常见分叶征象，甚至可形成较深的脐样切迹或伸出较长的伪足样表现，为恶性肺肿瘤较为可靠的征象。由于恶性肿瘤具有沿血管、支气管或小叶间隔浸润生长的特性，或远侧阻塞性炎症合并纤维结缔组织增生，在肺癌的边缘常见粗细和长短不等的毛刺，可围绕肿瘤呈放射状排列。

3. 病变周围的征象

胸膜凹陷征：肿瘤与胸膜之间呈线状或幕状阴影，当伴有胸膜陷入处结节边缘凹陷（脐凹征）时，更具有特征性。血管集束征：部分肺癌可伴有反应性纤维结缔组织增生，牵拉肿瘤周围的肺动脉或肺静脉分支向肿瘤集中，要么在瘤灶内部穿过，管腔变窄或截断，要么牵拉至肿瘤边缘，形成血管在病灶部位纠集的征象。

4. 病变的血供及动态增强强化方式

肺癌的动态增强扫描曲线多为逐渐上升型，但此特征性不强。

5. 其他间接征象

包括：纵隔、肺门淋巴结肿大，胸膜不均匀增厚、结节状改变或胸腔积液，骨骼及肝脏等远处转移等。

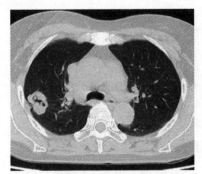

A. 平扫肺窗

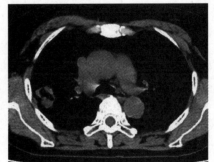

B. 平扫纵膈窗

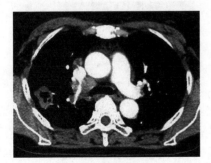

C. 动脉期纵膈窗

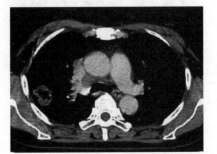

D. 静脉期纵膈窗

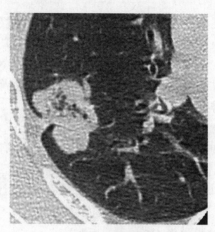

E. 横断面薄层重建

（患者女性，55 岁。右肺上叶见一分叶状肿块。其内可见一厚壁空洞，空洞壁厚薄不均，内缘不规整，外缘可见脐凹征及胸膜凹陷征，其内尚可见多发空泡征。病灶周围可见细毛刺，病灶实性部分增强扫描不均匀强化，纵隔及右侧肺门肿大淋巴结。）

图 1 - 24

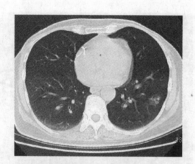

A. 2010 年平扫肺窗

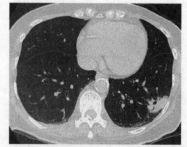

B. 2013 年平扫肺窗

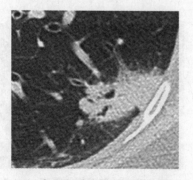

C. 2013 年平扫肺窗横断面薄层重建

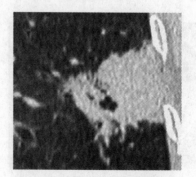

D. 2013 年平扫肺窗冠状面重建

（患者女性，68 岁。患者 2010 年 CT 示左肺下叶外基底段见一结节状磨玻璃影，其内见少许空泡。2013 年随访 CT 示左肺下叶外基底段的磨玻璃灶较前增大、变实并与胸膜分界不清，边缘可见细而密集的毛刺，病灶右后部见含气支气管征。）

图 1 - 25

（三）鉴别诊断

（1）结核球：多位于上叶尖（后）段及下叶背段，结核球常呈圆形或椭圆形，结节内钙化常见，特别是大片状或环形钙化。结核空洞以薄壁空洞多见，内缘光滑。周围常见卫星灶。

（2）炎性假瘤：病灶边缘光整，可有浅分叶，部分可见尖角征，一般无空洞，增强扫描明显强化，程度高于肺癌，纵隔及肺门淋巴结通常无增大。

（3）球形肺炎：多位于背侧肺段，病变常以广基底与胸膜相连。大多数病灶边缘模糊，部分病灶周围可见粗、长毛刺。病变所属支气管管壁增厚，但无明显狭窄。纵隔及肺门淋巴结肿大少见。抗炎治疗后随访复查多有明显缩小。

三、弥漫型肺癌

（一）弥漫型肺癌的 X 线表现

双肺多发弥漫结节影、斑片状肺炎样浸润灶或多发肺叶、肺段实变影。结节灶边缘模糊，大小不均，有时可融合成片，以双肺中、下部较多。

（二）弥漫型肺癌的 CT 表现

双肺多发结节灶，以双肺中、下部较多，部分结节内见空泡，结节灶具有融合倾向，可出现在多发结节的基础上合并有一较大的肿块，即母瘤。母瘤多表现出毛刺、分叶、空泡及胸膜凹陷等征象。肺炎样浸润灶或多发肺叶、肺段实变影是弥漫型肺癌的另一种表现，其具体表现有：实变区"枯树枝"样改变，即实变灶内支气管壁不规则形增厚，管腔狭窄、僵直，分支少。"碎路石"征，即小斑片状磨玻璃影或腺泡样结节影。血管造影征，即 CT 增强检查时在低密度的肺叶或肺段实变灶内出现树枝状血管强化的征象。蜂房征，表现为实变灶内密度不均，呈蜂房状气腔。其他征象：纵隔、肺门淋巴结肿大，胸膜增厚、结节样改变等转移征象。

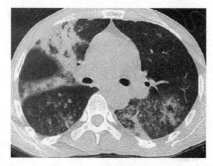
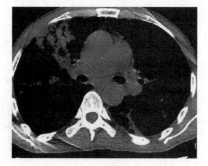

A. 平扫肺窗　　　　　　　　　　　B. 平扫肺窗

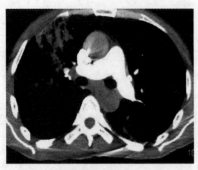

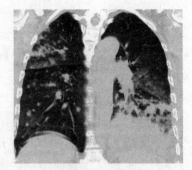

C. 动脉期纵膈窗   D. 冠状面平扫肺窗

（患者男性，59 岁。患者双肺内见多发大小不等结节灶，边缘模糊，以左肺下叶为主。右肺上叶及左肺下叶内见片状肺炎样实变影，边缘模糊，其内可见蜂房状气腔及蜂房征。）

图 1 - 26

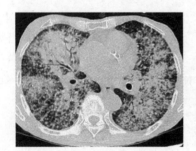

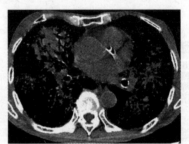

A. 平扫肺窗   B. 平扫纵膈窗

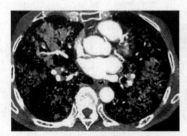

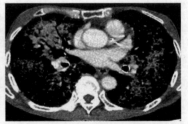

C. 动脉期纵膈窗   D. 静脉期纵膈窗

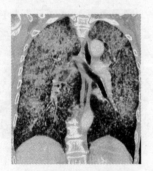

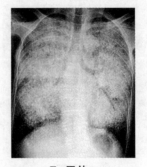

E. 冠状面平扫肺窗   F. 平片

（患者女性，71 岁。患者双肺内见弥漫大小不等结节灶，边缘模糊，呈碎路石样改变。双肺内尚可见片状实变影，边缘模糊，右肺中叶实变灶内支气管管壁增厚、僵硬，管腔狭窄，呈枯树枝样改变；增强扫描动脉期实变灶内血管明显强化呈血管造影征。）

图 1-27

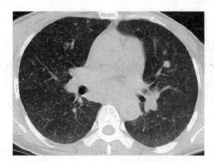

A. 平扫肺窗

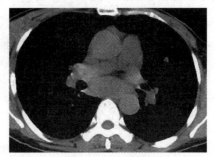

B. 平扫肺窗

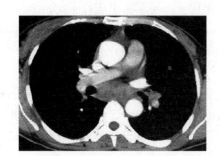

C. 动脉期纵膈窗

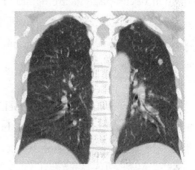

D. 冠状面平扫肺窗

（患者女性，49 岁。患者双肺内见多发大小不等结节灶，边缘模糊，双肺上叶部分病灶融合呈较大结节灶——母瘤。A 图示右肺上叶母瘤内见小空泡，而左肺上叶母瘤呈浅分叶改变。纵膈内见明显肿大的淋巴结。）

图 1-28

（三）鉴别诊断

1. 多发结节型肺癌鉴别诊断

（1）粟粒型肺结核：急性粟粒型肺结核表现为双肺弥漫分布的小结节，大小均匀、密度均匀、分布均匀，即"三均匀"，边缘模糊，呈间质分布，即病灶分布在小叶间隔、小叶中心、支气管血管束。亚急性粟粒型肺结核表现"三不均匀"，即大小、密度、分布不均匀，可见融合病灶、空洞及钙化。

（2）转移瘤：病灶多为类圆形，边界较清，大小不一，病灶主要分布在中肺、下肺、肺底及肺周边，呈间质分布。HRCT 可见小叶间隔呈串珠状改变及不规则形增厚。如临床上有原发肿瘤病史，则对此诊断有一定帮助。

（3）结节病：结节病典型表现为双侧对称性肺门淋巴结伴纵膈淋巴结增大，可伴有肺部浸润。肺部浸润的 CT 表现为双肺上中部和后部多发结节灶，病灶呈淋巴管周围分布，致使支气管血管束、小叶间隔、胸膜和叶间裂呈串珠样改变。

（4）淋巴瘤：肺内或胸膜下结节灶，形态多样，边缘不规则或呈分叶状改变，病灶内可有含气支气管征象。患者常有其他部位淋巴结肿大。

2. 肺炎样浸润或肺叶、肺段实变型肺癌鉴别诊断

（1）大叶性肺炎：其典型 CT 表现为空气支气管征，即大片实变肺组织内可见透亮的支气管影。大叶性肺炎，支气管壁柔软，无僵硬感，分支自然，管径由粗变细。

（2）支气管肺炎：好发于两中、下肺野的内、中带，病灶沿支气管分布，典型者呈腺泡样形态，边缘较模糊，或呈分散的小片状实变影或融合呈大片状。

参考文献

［1］Travis W D, Brambilla E, Noguchi M, et al. International Association for the Study of Lung Cancer/American Thoracic Society/European Respiratory Society international multidisciplinary classification of lung adenocarcinoma. *J Thorac Oncol*, 2011, 6（2）: 244 – 285.

［2］李维华, 纪小龙. 呼吸系统病理学. 北京: 人民军医出版社, 2011.

［3］William D Travis, Elizabeth Brambilla, et al. *WHO Classification of Tumours: Pathology and Genetics of Tumours of the Lung, Pleura, Thymus and Hear*. Lyon: IARC Press, 2004, pp. 9 – 124.

［4］Travis W D, Brambilla E, Noguchi M, et al. Diagnosis of lung adenocarcinoma in resected specimens: Implications of the 2011 International Association for the Study of Lung Cancer/American Thoracic Society/European Respiratory Society classification. *Arch Pathol Lab Med*, 2013, 137（5）: 685 – 705.

［5］Lee H J, Lee C H, Jeong Y J, et al. IASLC/ATS/ERS international multidisciplinary classification of lung adenocarcinoma: Novel concepts and radiologic implications. *J Thorac Imaging*, 2012, 27（6）: 340 – 353.

［6］Travis W D, Brambilla E, Riely G J. New pathologic classification of lung cancer: Relevance for clinical practice and clinical trials. *J Clin Oncol*, 2013, 31（8）: 992 – 1001.

［7］Russell P A, Wainer Z, Wright G M, Daniels M, Conron M, Williams R A. Does lung adenocarcinoma subtype predict patient survival?: A clinicopathologic study based on the new International Association for the Study of Lung Cancer/American Thoracic Society/European Respiratory Society international multidisciplinary lung adenocarcinoma classification. *J Thorac Oncol*, 2011, 6（9）: 1496 – 1504.

［8］Ha S Y, Roh M S. The New 2011 International Association for the Study of Lung Cancer/American Thoracic Society/European Respiratory Society Classification of lung adenocarcinoma in resected specimens: Clinicopathologic relevance and emerging issues. *Korean J Pathol*, 2013, 47（4）: 316 – 325.

［9］Kreyberg L. Main histological types of primary epithelial lung tumours. *Br J Cancer*, 1961, 15: 206 – 210.

［10］ Nelson W G, Sun T T. The 50- and 58-kdalton keratin classes as molecular markers for stratified squamous epithelia: Cell culture studies. *J Cell Biol*, 1983, 97 (1): 244 - 251.

［11］ Albain K S, True L D, Golomb H M, Hoffman P C, Little A G. Large cell carcinoma of the lung: Ultrastructural differentiation and clinicopathologic correlations. *Cancer*, 1985, 56 (7): 1618 - 1623.

［12］ Banerjee S S, Eyden B P, Wells S, McWilliam L J, Harris M. Pseudoangiosarcomatous carcinoma: A clinicopathological study of seven cases. *Histopathology*, 1992, 21 (1): 13 - 23.

［13］ Carter D. Small-cell carcinoma of the lung. *Am J Surg Pathol*, 1983, 7 (8): 787 - 795.

［14］ 李国珍, 戴建平, 王仪生等. 临床 CT 诊断学. 北京: 中国科学技术出版社, 1994.

［15］ 李铁一. 中华影像医学·呼吸系统卷 (第 2 版). 北京: 人民卫生出版社, 2010.

［16］ 卢光明. 临床 CT 鉴别诊断学. 南京: 江苏科学技术出版社, 2011.

［17］ 白人驹, 马大庆, 张雪林等. 医学影像诊断学 (第 2 版). 北京: 人民卫生出版社, 2006.

［18］ 唐秀贞, 吴珂, 张有军. 球形肺炎的 CT 表现. 实用放射学杂志, 2000, 16 (4): 212~214.

［19］ 韩英, 马大庆. 中央型肺癌的 CT 诊断. 国外医学临床放射学分册, 2003, 26 (2): 82~85.

［20］ 孙希刚, 李吉臣, 陈冰等. 早期周围型肺癌的影像表现. 实用放射学杂志, 2007, 23 (5): 614~615.

［21］ 陈飚, 于红, 刘士远等. 球形肺结核与周围型肺癌的 CT 征象及鉴别诊断. 实用放射学杂志, 2010, 26 (9): 1259~1265.

［22］ 张蔚, 陈勇, 孙宾等. 支气管内膜结核与中央型肺癌的 CT 鉴别诊断. 实用放射学杂志, 2008, 24 (7): 905~907.

［23］ 雷志丹, 贾武林, 任颖等. 肺炎型肺癌的影像学分型及其诊断价值. 实用放射学杂志, 2008, 24 (2): 176~179.

［24］ 李润明, 王丽华, 李映南. 细支气管肺泡癌的影像学分型及动态变化. 实用放射学杂志, 2003, 19 (5): 422~425.

［25］ 徐海, 王德杭, 俞同福等. 细支气管肺泡癌的 CT 特点与病理基础对照分析. 实用放射学杂志, 2011, 27 (5): 702~705.

［26］ 马大庆. 肺内多发小结节的高分辨 CT 鉴别诊断. 中华放射学杂志, 2001, 35 (9): 647~650.

［27］ 王志群, 李坤成, 杨磊等. 细支气管肺泡癌的 CT 主要征象探讨. 中国医学影像技术, 2007, 17 (7): 679~682.

［28］ MacMahon H, Austin J H, Gamsu G, et al. Guidelines for management of small pulmonary nodules detected on CT scans: A statement from the Fleischner society. *Radiology*, 2005, 237 (2): 395 - 400.

［29］ Helen T, Winer - Muram. The solitary pulmonary nodule. *Radiology*, 2006, 239 (1): 34 - 49.

[30] Torres P P, Capobianco J, Montandon Júnior M E, et al. Aspects of bronchioloalveolar carcinoma and of adenocarcinoma with a bronchioloalveolar component: CT findings. *J Bras Pneumol*, 2012, 38 (2): 218 – 225.

[31] Goo J M, Park C M, Lee H J. Ground – glass nodules on chest CT as imaging biomarkers in the management of lung adenocarcinoma. *AJR Am J Roentgenol*, 2011, 196 (3): 533 – 543.

[32] Patsios D, Roberts H C, Paul N S, et al. Pictorial review of the many faces of bronchioloalveolar cell carcinoma. *Br J Radiol*, 2007, 80 (960): 1015 – 1023.

[33] Nakata M, Saeki H, Takata I, et al. Focal ground – glass opacity detected by low-dose helical CT. *Chest*, 2002, 121 (5): 1464 – 1467.

第二章　支气管镜

第一节　支气管镜的发展史

　　1897 年，有支气管镜之父之称的德国科学家 Gustav Killian 首先报道了用长 25cm、直径为 8mm 的食管镜为一名青年男性从气道内取出骨性异物，从而开创了硬质窥镜插入气管和对支气管进行内窥镜操作的历史先河。到 1899 年，Chevalier Jackson 改良了食管镜，这就是最早的硬质支气管镜的诞生。随着人类医学科学技术的进步，逐渐出现纤维支气管镜、电子支气管镜、自体荧光支气管镜、超声支气管镜、仿真支气管镜及电磁导航支气管镜等。

一、硬质支气管镜（Rigid Bronchoscope）

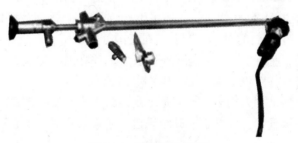

图 2-1　硬质支气管镜

　　1899 年，Chevalier Jackson 改良了食管镜，安装了独立的目镜，并在其末端设置了一个小灯，发明了用以照亮远端气道的辅助管道照明系统以及气道分泌物的吸引管，自此，真正意义上的硬质支气管镜诞生了。同时，Jackson 为支气管镜技术制定了规范化的操作程序，但其应用仅仅局限于检查气管和主支气管，且几乎完全局限在取气道异物上。

　　20 世纪中叶，Broyles 等进一步发展了光学长焦距镜头，使其既能观察前方，又能旋转角度观察其他方向，从而能够检查双肺的上下肺叶支气管，并对操作器械进行了改进，使支气管镜发展到治疗气管主支气管疾病和肺结核，并且用于诊断肺癌，使硬质支气管镜检查成为胸外科的主要诊疗手段之一。Mayo Clinic 和 Anderson 等在 1965 年描述了运用硬质支气管镜获取一例疑诊结核的弥漫型肺病患者的肺组织标本，并确诊为转移性腺癌，这是历史上第一次经支气管镜肺活检，也是支气管镜在肺癌诊断中的第一次应用。但毕竟传统硬质支气管镜操作过程繁琐，对麻醉要求高，患者痛苦程度很大，而且设备的局限性使其对支气管的可视范围有限，大大限制了硬质支气管镜在临床的使用和发展，特别是后来纤维支气管镜的问世更加使传统硬质支气管镜遭到了不可避免的淘汰。

二、纤维支气管镜（Flexible Fiberoptic Bronchoscope）

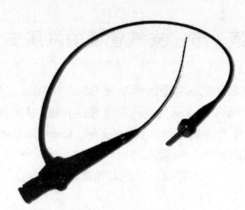

图2-2　纤维支气管镜

1967年日本国立癌中心气管食管镜室主任池田茂人（Shigeto Ikeda）和 Asahi Pentax 公司的 Haruhiko Machida 合作，研制成功可曲式纤维支气管镜，被誉为支气管镜发展历史上的里程碑。1968年由日本的 Olympus 公司生产出历史上第一台可曲式纤维支气管镜，1970年池田教授来到了著名的 Mayo Clinic，在美国首先试用了3个月。随后纤维支气管镜技术在世界迅速普及，直到今天仍然是胸外科医生、呼吸内科医生、麻醉医生、急诊及重症医学科医生、耳鼻喉科医生等临床工作中不可缺少的工具。

纤维支气管镜的问世使人们第一次完整地观察到了支气管树的腔内结构，池田茂人等为包括亚段在内的各级气管、支气管、肺组织进行了重新命名，并于1972年出版了英文版的纤维支气管镜图谱。

池田茂人等很快发现了纤维支气管镜在中心型肺癌的诊断中可以起到决定性作用，他与病理学家们一起将经纤维支气管镜病灶活检和刷片细胞学检查作为诊断肺癌的常规手段，使纤维支气管镜检查成为肺癌分期的重要依据。纤维支气管镜在早期肺癌的发现中起了重要作用，使早期肺癌手术后5年生存率上升至83%。

除了常规检查外，纤维支气管镜还被用于肺组织活检、肺泡灌洗、纵膈内支气管旁淋巴结针吸活检、肺部疾病的介入治疗、引导气管插管、机械通气的气道管理等。但纤维支气管镜的管腔狭小、操作器械单一受限，吸引管道口径小易堵塞，使其对于很多气道疾病如大咯血及气道异物的治疗又受到了限制；光导纤维等光学器件传导的清晰度欠佳，使其对气管、支气管黏膜的早期细微病变无法识别，这些即是纤维支气管镜的劣势所在。

三、电子支气管镜

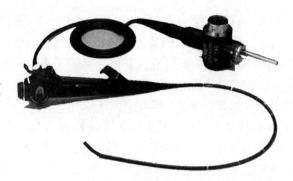

图 2-3　电子支气管镜

随着电子技术的发展，1983 年美国 Welch Allyn 公司研制成功了电子摄像式内镜。在支气管镜前端装有高敏感度微型摄像机，将所记录下的图像以电信号方式传至电视信息处理系统，然后把信号转变成电视显像机上可看到的图像。

基于此项研究，日本 Asahi Pentax 公司随即推出了电子支气管镜。电子支气管镜以清晰度高、影像色彩逼真为特点，加上高清晰度电视监视系统和图像处理系统，极大地方便了诊断、教学和病案管理。

在支气管镜检查室，电子支气管镜能代替纤维支气管做任何检查和治疗，包括现在流行的气道内介入治疗。但因为电子支气管镜管径较粗，携带不方便，使其不能代替纤维支气管镜完成的一部分诊疗，如床边吸痰、气管插管的引导和监控管理等。

四、自体荧光支气管镜

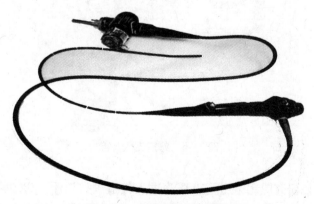

图 2-4　自体荧光支气管镜

20 世纪早期，人们发现：正常组织在受到特定波长的光线照射时会产生自体荧光并有轻微不同，发育异常或恶性组织能特征性地发出不太强的自体荧光。这是由于组织中存在荧光团，包括二氢尿嘧啶脱氢酶/还原型烟酰胺腺嘌呤二核苷酸（NAD/NADH）、黄素、色氨酸。

正常支气管黏膜发出的自体荧光在可视气道内存在差异，这是开发自体荧光支气管镜技术的基础。恶性肿瘤组织能聚集特定的荧光成分，并通过电脑数字技术提高微弱的自然自体荧光，使支气管镜操作者用裸眼即能发现变化。当使用 442nm 波长的蓝光照射时，正常支气管内膜组织的自体荧光位于绿色和红色两种光谱内，且绿光强于红光；发育异常和癌性支气管内病变发出的自体荧光稍弱，但红光强于绿光。

Xillix 技术公司利用自体荧光现象，开发出了光线诱导的荧光内镜（LIFE）系统，氢镉激光光源发出 442nm 波长的蓝光，经纤维支气管镜来照明气道，连接支气管镜的相机上装有 2 个 CCD，分别探测黏膜发出的红光和绿光。这一信息被传至底板，在那里正常和异常组织发出的光谱之间的差异被增强，其数据被整合成单一、实时的图像。正常组织显示为绿色，而发育异常和癌性组织显示为红色—褐色。LIFE 的应用，使肺癌活检的阳性率明显增加，但 LIFE 下肺癌假阳性率高也是目前影响其广泛应用的原因之一。自体荧光支气管镜外形与电子支气管镜一样，只是多了一个转换钮。

近期的研究，仍在对 LIFE 的设计进行改进，包括用蓝色滤光器取代激光光源，以及自动测量红—绿自体荧光的比率以补偿支气管镜操作者对颜色的主观判断。这些改进的目的在于降低设备的成本、缩小体积、提高操作的速度和易用性、减少假阳性率，结果如何尚需进一步研究。

五、超声支气管镜

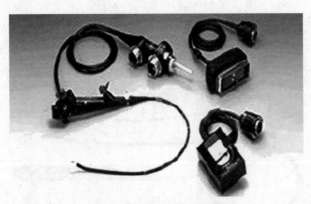

图 2-5　超声支气管镜

1989 年德国开始研究应用微型超声探头进入气道进行探测。1990 年 Hurter 等首先报道了气道内超声探查的临床应用。90 年代初，Ono 等尝试用 7.5MHz 的线阵超声探头进入气道扫描，其最大外径为 6.3mm，所得图像为单侧扇形，分辨率低，如果要获得 360°图像就必须依靠手动旋转探头。

1990 年，Becker 等使用 Olympus 公司的频率为 7.5MHz 的探头，直径为 3mm，远端换能器以 400r/min 的速度旋转，可实时产生垂直于轴线的 360°图像，但由于直径过大，通过金属硬质支气管镜需在全麻下操作。

随着直径 2.5mm、频率 12MHz 和 20MHz 的探头问世，可通过普通纤维支气管镜的活检通道进行气道内超声检查，且分辨率明显提高，扫描半径为 4cm。1992 年首次报道应用带球囊的微探头通过纤维支气管镜进行气道内超声检查，并肯定了其临床应用价值。

超声图像的质量取决于以下三个方面：超声探头与周围组织接触的密切程度，超声波距探测病变的距离和探测组织结构对声波传导的影响，超声波频率的大小。Nakamura 等比较了频率为 20MHz 和 30MHz 两种探头的性能，发现 30MHz 的探头对支气管壁各层结构的扫描图像分辨率更高。

随着技术设备不断改进，超声图像的分辨率得到不断改善。

六、仿真支气管镜

自 1994 年首次报道 CT 仿真支气管镜以来，CT 仿真支气管镜技术已经得到了一定的开发与研究。

CT 仿真支气管镜是利用螺旋 CT 容积资料进行计算机后处理重建出气管、支气管具有透视感的立体图像。通过调节 CT 阈值和透明度，使不需要观察的组织透明度变为 100%或略低，消除其影像；需要观察的组织透明度变为 0 或略高，保留其影像，即可获得气管支气管内表面的图像。利用空腔导航技术使三维图像沿操作者行进的方向不断得以呈现，并标记整个过程，用电影回放的功能依次回放图像，从而得到类似纤维支气管镜的进退和转向效果的支气管内影像的三维成像方法。CT 仿真支气管镜三维成像方法有两种：表面遮蔽显示（surface shaded display，SSD）和容积再现（volume rendering，VR）。技术条件包括 CT 仿真支气管镜的扫描参数选择和后处理技术参数的选择。

CT 仿真支气管镜可获得与纤维支气管镜接近的气管支气管内表面图像，尤其是对气管、大支气管的显示。据报道，CT 仿真支气管镜可观察到第 7 级支气管。

CT 仿真支气管镜显示复杂的解剖结构，观察到段及亚段支气管分支，故可用于气管支气管先天变异的诊断。任意角度进行气管支气管腔内观察，可检出纤维支气管镜无法发现的病灶。显示腔内病灶的大小、形态及其与周围结构的关系，可用于病灶检出和精确定位。还可用于指导经支气管淋巴结穿刺（TBNA）。

仿真支气管镜的缺陷是无法取得病理学、细胞学或病原学诊断，这也是阻碍其发展的原因。

七、电磁导航支气管镜

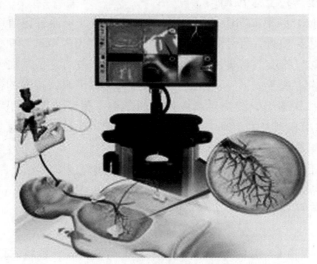

图 2-6　电磁导航支气管镜

2000 年以来，随着医用物理学、电磁学及医用导航设备的不断进步，一项全新的用于周围性肺部疾病的诊断技术——电磁导航支气管镜（electromagnetic navigation bronchoscopy，ENB）应运而生了。ENB 技术集仿真支气管镜与可曲式支气管镜的优点于一身，既可以准确到达常规支气管镜无法到达的肺部周围病灶部位或准确进行纵膈淋巴结定位，又可以获取病变组织进行检验。2006 年，ENB 设备已通过美国 FDA 认证，并在美国及欧洲一些医疗机构成功应用于临床。

电磁导航系统由能够释放低频电磁波的电磁定位板、可进行 360° 旋转的传感器探头和计算机软件组成。探头一旦置于电磁场中，它的三维方位及转动、倾斜等运动可以被系统捕获。所捕获的信息以每秒 166 帧的速度实时显示，并与先前的 CT 图像叠加。信息通过探头从传感器送至计算机。计算机软件与监视器操作者可以观看三维 CT 图像以及与其叠加的病灶区的解剖位置标记。将上述全部信息输入计算机软件后，软件自动将其综合生成如何到达病灶区的导航计划图。

电磁导航支气管镜工作步骤为：①CT 扫描。②电脑处理、三维成像并制订计划。③导航支气管镜检查及活检。实时导航模拟定位完成后，将支气管镜嵌入靶段支气管内，将导航探头套入 EWC 中，在系统所显示的探头位置的导航下，结合先前的图像配准进行位置校正。当探头到达病灶部位时，将探头从 EWC 中退出，置入活检钳等器械，通过监测确认无误后即可进行活检、针吸或刷检等操作。

目前可用的电磁导航支气管镜包括 Olympus 导航系统、Lung point navigation 系统、Veran navigation 系统和 SuperDimension 系统。

电磁导航支气管镜为一项有希望的技术，有助于肺部孤立结节诊断和处理。将肺外周病灶诊断的阳性率从原来的 36% ~ 86% 提高至 69% ~ 74%。使原先支气管镜的盲区得到了有效的开发，使介入性肺病学的研究领域从中心气道发展到周围气道成为可能。

另外，Harms 等报道了 1 例经 ENB 引导腔内放疗的个案，证实 ENB 技术也可用于对气道疾病的治疗。

该技术仍在发展中，进一步改善技术可提高阳性率，避免胸部结节患者接受诊断性手术，节省医疗花费。

八、支气管镜在我国的发展

我国的支气管镜技术起步略晚于西方发达国家，著名耳鼻咽喉科专家徐荫祥教授曾于 1940—1941 年赴美国专门学习气管食管学，学成之后在中国最早开展气管食管镜手术。20 世纪 50 年代初已有多家医院可以将硬质支气管镜用于气道异物的摘取和气管结核的诊断。

20 世纪 70 年代初，纤维支气管镜在国内陆续开始使用。

中华医学会呼吸病学分会于 1991 年 10 月在武汉举行的第四次全国呼吸系统疾病学术会议上成立了支气管镜学组。1992 年的一项全国性调查表明，在 600 张床以上的综合医院中已经 100% 开展了支气管镜检查，300 张床以上的医院中已有 81.5% 开展了纤维支气管镜检查。1994 年 6 月在天津召开了第一届全国纤维支气管镜学术会议。中华医学会呼吸病学分会支气管镜学组于 2000 年 3 月在《中华结核和呼吸》杂志上发表了《纤维支气管镜（可弯曲支气管镜）临床应用指南（草案）》，规范了常规纤维支气管镜检查、治疗和经支气管镜肺活检的适应症、禁忌症、操作常规、并发症的处理等，进一步规范了纤维支气管镜技术。2002 年中华医学会呼吸病学分会发表了《支气管肺泡灌洗液细胞学检测技术规范（草案）》，规范了支气管肺泡灌洗技术及检测常规。2002 年在上海进行了可曲式支气管镜（包括纤维支气管镜和电子支气管镜）应用的调查，发现 2001 年二级以上医院开展的支气管镜诊疗项目累计已达 14 项之多，其中不乏一些国际领先的技术，如气道支架置入、微波高频电灼、球囊扩张、后装放疗、激光治疗、氩气刀治疗、冷冻治疗、腔内超声等。

在纤维支气管镜的生产制造上，上海医疗器械股份有限公司医用光学仪器厂于 20 世纪 70 年代末就生产出了 XZ 1 型纤维支气管镜，由于其物美价廉，被国内许多医院采用。第二代产品 XZ 2 型纤维支气管镜荣获国家科学技术进步三等奖，目前 XZ 4 型纤维支气管镜各项性能指标已达到或接近进口产品水平。

九、展望

从支气管镜技术诞生至今 100 余年的发展历程，支气管镜的发展为气道和肺疾病的诊断和治疗带来了不断的更新。一门新兴学科"介入性肺病学"（Interventional Pulmonology）也应运而生。

介入性肺病学涉及的领域包括胸外科、呼吸内科、危重症医学科及麻醉科、放射科等多个临床学科，是以支气管镜为主要工具对气道、肺疾病进行介入性诊断和治疗的学科，也属于微创医学范畴。介入性肺病学的发展是临床医学发展的必然趋势，符合医学历史发展的客观规律。另外，电子技术、计算机技术、医用材料学、纳米科学等科技的发展，为支气管镜技术的发展创造了条件。今后必然向更加微创、更加精确的方向发展。

第二节 支气管镜检查的适应症和禁忌症、并发症及防治

随着支气管镜技术的不断发展，其应用范围不断扩大，适应症已经不断增加，禁忌症相对减少，并发症相应增多。

一、适应症

1. 明确肺部肿块的性质

目前影像学诊断仪器对肺部肿块的大小、部位能作出肯定诊断，但对肿块性质的诊断较为困难，应用支气管镜检查，结合活检和刷片检查技术，可使肺部肿块性质诊断阳性率显著提高。

2. 寻找可疑和阳性痰细胞的起源

痰细胞学检查发现癌细胞，而影像学检查无异常发现，这类病人在临床上称为隐匿性肺癌，通过支气管镜检查，观察支气管内的微妙异常征象，结合活检和刷检技术，能使患者早期确诊，早期治疗。

3. 顽固性咳嗽

咳嗽一般为吸烟及支气管炎、肺结核、支气管内膜结核、肺炎、异物、肺部肿瘤等疾病所致，如果发生了难以解释的咳嗽加重征象和对疗效欠佳的咳嗽，宜作支气管镜检查以明确病因。

4. 不明原因的喘鸣

一般慢性支气管炎、支气管哮喘均可发生喘鸣，如病人无类似的病史，且喘鸣逐渐加重，此种情况多提示气管、大的支气管局部性狭窄，原因可能是气管或支气管肿瘤、结核、异物、炎症、痉挛等，应尽早行支气管镜检查以确诊。

5. 咯血

咯血常见的病因有支气管扩张、肺癌。支气管内膜结核、肺结核、支气管炎、肺脓肿、肉芽肿、外伤、肺血管异常等，行支气管镜检查可查明原因，还可经支气管镜吸出血块，局部注入止血药止血，必要时可于镜下作局部填塞治疗。

6. 肺不张

肺不张病因为肿瘤、炎症、异物等阻塞支气管致相应的肺组织萎缩，所以一旦发生肺不张，应尽早行支气管镜检查以探明原因，对炎症、异物、痰栓、血块等所致肺不张，经支气管镜治疗后大部分人可复张。

7. 气管插管中的应用

经纤维支气管镜引导进行气管插管一般可在病人清醒局麻下进行，操作引起的疼痛及不适较轻，病人易接受，尤适于颈椎有不稳定骨折脱位的病人，插管在明视下进行，因此

可清楚地矫正气管导管的位置，需要单侧肺通气时能帮助将导管准确插入左、右支气管内。

8. 长期气管切开和插管的管理

纤维支气管镜能发现及治疗长期气管切开或插管的并发症，如不同程度的喉损伤、气管损伤、出血、感染等。

9. 清除气管、支气管分泌物

部分危重、年老体弱病人，咳嗽咳痰能力差，常致痰液阻塞气道引起通气功能障碍，并继发肺部感染或加重肺部感染，纤维支气管镜可清除气道分泌物，并能取痰做细菌培养。

10. 肺部感染疾病中的应用

经支气管镜取出污染的深部痰做细菌培养可明确病原菌，此外，通过支气管镜作支气管肺泡灌洗，局部注射抗生素，有利于炎症的吸收。

11. 弥漫性肺部病变

运用支气管镜作肺活检及支气管肺泡灌洗有助于诊断。

12. 对可疑肺结核的诊断

在 X 线胸片显示不典型阴影而病人无痰或反复查痰均未找到抗酸杆菌情况下，也用支气管镜进行支气管肺泡灌洗和刷片来诊断，此外，支气管镜检查可诊断出支气管内膜结核。

13. 协助肺癌术前分期及决定切除范围

支气管镜检查了解支气管内的病变情况，特别是要确定病变边缘距隆突的最近距离，决定支气管和肺切除的范围。

14. 烧伤病人应用

烧伤病人常发生气管内有结痂，阻塞气道而出现通气障碍，经支气管镜清除气道分泌物及结痂，有利于改善通气。

15. 肺泡蛋白沉着症

经支气管镜肺活检可以确诊此病，同时，用纤维支气管镜进行肺大容量灌洗除去肺泡内磷脂类物质，改善肺泡的换气功能。

16. 严重哮喘

严重哮喘患者有气道分泌物潴留并黏液栓形成表现，经常规治疗不佳者，经支气管镜行支气管肺泡灌洗术，可改善肺通气。

17. 尘肺

用支气管镜行支气管肺泡灌洗治疗，清除吸入肺部的有害物质。

18. 取异物

气管、支气管异物好发于儿童，也常见于老年人，经支气管镜取异物可避免硬质支气管镜及手术取异物给患者带来的痛苦。

19. 胸部外伤及胸部手术后应用

支气管镜可清除气道内血液及分泌物，同时可了解气管损伤部位、范围及严重程度，还可发现手术的并发症及了解手术吻合口情况。

20. 肺癌治疗中及治疗后随诊

应用支气管镜检查对肺癌手术和放化疗患者进行随诊，可了解治疗效果及治疗后有无复发。

21. 支气管内介入治疗

经支气管镜行气管、支气管内支架置入术、球囊扩张，镜下应用激光、高频电灼、冷冻等治疗气管内阻塞性疾病，镜下行肺癌腔内放疗、化疗等。

22. 其他

可用支气管镜代替胸腔镜做胸腔检查，也可通过支气管镜行选择性支气管碘油造影术等。

二、禁忌症

（1）一般情况差、体质衰弱不能耐受支气管镜检查者。

（2）有精神不正常，不能配合检查者。

（3）有慢性心血管疾病者，如不稳定性心绞痛、心肌梗死、严重心律失常、严重心功能不全者、高血压病、检查前血压仍高于 160/100mmHg、动脉瘤等。

（4）有慢性呼吸系统疾病伴严重呼吸功能不全者，若需要检查，可在供氧和机械通气下进行。

（5）麻醉药物过敏，不能用其他药物代替者。

（6）有严重出血倾向及凝血机制障碍者。

（7）呼吸道有急性化脓性炎症伴高热、急性哮喘发作和正在咯血者，可在病情缓解后进行。

三、常见的并发症及防治

1. 麻药过敏

支气管镜检查前需使用黏膜浸润麻醉药。目前一般选用 1% 丁卡因或 2% 利多卡因溶液作喷雾吸入黏膜表面麻醉。这些药物毒性小。选择和使用黏膜浸润麻醉药的目的是减轻受检者的咳嗽和喉、支气管的痉挛。为减轻受检者的恐惧心理，应做好相应解释。麻醉用药过敏的情况是极其少见的，特别是利多卡因溶液。

防治：在行支气管镜准备时，应先询问患者有无药物过敏史，特别是手术麻醉用药史。麻醉过程中，应密切观察受检者。若出现麻醉药过敏反应，应按药物过敏处理，如给氧，肾上腺素、地塞米松的静脉注射，并观察病情取消支气管镜检查。

2. 鼻衄

鼻衄发生率较高，多为支气管镜擦伤鼻黏膜所致，一般出血量少，但凝血功能差的病人也可导致较多的出血。

防治：入镜前先用麻黄碱收缩鼻黏膜，入镜时操作轻柔，由熟练的医生操作能尽量避免擦伤鼻黏膜。如遇鼻甲肥大、鼻腔小的病人，可选择从口腔入镜。

3. 出血

出血是最常见的并发症。一般出血量小，大多都能自行停止。若出血量多，系活动性出血时，应警惕有引起窒息的可能。出血多见于支气管镜下进行病灶组织活检时，特别是肿瘤组织表面有较丰富的血管或伴有炎症时较为明显。此外，支气管镜在检查操作过程中，因操作者动作粗暴、患者不合作等可导致咽喉、气管、支气管等部位的黏膜损伤。

防治：

（1）支气管镜检查前，患者应做血小板计数和凝血机制等检查。特别是在病史询问中有出血性疾病史者。

（2）若系咯血，需行支气管镜检查者，应在咯血控制后7天进行。鉴于目前支气管镜球囊止血等介入措施的发展，对于咯血病人的检查时间要求已经越来越不严格了。

（3）对病灶进行病理组织活检前，应先通过支气管镜注入1:10 000浓度的肾上腺素溶液，使局部病灶血管收缩，取标本时应避开血管。活检时一旦支气管镜下有明显出血应利用支气管镜的抽吸孔向内注入4℃的冷生理盐水做局部灌洗与抽吸，最后再次注入肾上腺素溶液多能控制。若支气管镜下仍观察到出血量多，则让患者向出血侧卧位，以防血液流向对侧支气管和预防出血性窒息。此时应反复抽吸渗出的积血，同时配合注入凝血酶溶解剂或注射用血凝酶灌洗，绝大多数患者均能达到止血的目的。对出血量较多的患者，应予以静脉注入止血药如垂体后叶素等并暂留观察。病情平稳后，返回病房。

4. 术后发热

支气管镜检查后出现发热的病人并不多，多与检查后出血所致的吸收热和炎症反应有关。一般为低热，持续1～2天即能自行退热，不需特殊处理。

5. 喉、支气管痉挛

喉、支气管痉挛常出现在支气管镜局部麻醉不满意、操作粗暴或患者过度恐惧紧张等条件下，为时短暂。患者表现为明显呼吸困难、缺氧。

防治：若情况不严重，可通过支气管镜抽吸孔加注浸润麻醉药2%利多卡因。若症状明显，应立即将支气管镜拔除，让患者休息，并加大给氧量，以改善缺氧状态。并根据患者的情况，酌情给予地塞米松，患者均能顺利缓解。

6. 误入食管

误入食管多为操作不熟练所致，操作熟练的医生基本可避免。

7. 心律失常

心律失常可表现为窦性过速、房性早搏、室性早搏等，特别严重时，出现心脏骤停。其原因可能与支气管镜检查时麻醉不充分，患者精神过度紧张、缺氧，支气管镜检查操作刺激过于强烈等因素有关，特别是曾有心律失常病史者。

防治：支气管镜检查操作者对受检者术前做好思想工作，使其情绪稳定；要求操作者动作应轻巧，检查时间不宜持续过长；既往有心律失常病史者，最好给予预防心律失常药物，并在给氧的条件下进行；对年龄较大的患者，应在支气管镜检查前做心电图检查，并在支气管镜检查过程中持续给氧，并且操作时间不宜过长。

8. 低氧血症

支气管镜检查时，由于支气管镜占据气道一部分空间，加之气道的反应性增高，甚至可引起气管特别是支气管的痉挛，造成动脉血氧分压下降，出现低氧血症。

防治：支气管镜检查前，应予以吸氧，并持续到检查结束；支气管镜检查时，若遇患者缺氧发绀明显，应立即终止检查并加大氧流量至缺氧状态改善。

9. 气胸

气胸可见于支气管镜下行肺组织活检时或活检后发生。这主要是活检时，损伤脏层胸膜所致。患者出现胸痛或呼吸困难、缺氧等。

防治：预防的方法除术者应严格掌握操作规程、适应症和禁忌症外，在具体钳取肺组织时，若患者诉该部位胸痛时，应立即松开钳子，另行选择部位活检，术者应对患者出现的胸痛高度重视。术后即应常规进行胸片检查，了解有无气胸。隔4小时再透视1次。若出现气胸，应按气胸对症处理。

10. 心脏停搏

支气管镜检查过程中，严重的心律失常或窒息都可导致心脏停搏，是最严重的并发症，但发生率低。

防治：预防主要在于适应症和禁忌症的掌握，对于70岁以上的老人、衰竭的病人、既往有严重心律失常病史的患者，应严格按禁忌症处理。操作过程中预防大出血和窒息也是主要预防措施。检查室需备急救设备，一旦出现心脏猝停，需立即停止检查，实施紧急救治。

第三节　支气管镜检查的护理及配合

支气管镜检查是呼吸科重要且常用的检查和治疗技术，也是教学及科研工作的重要手段，已在临床上广泛应用。此项检查对操作者和配合的护理人员要求很高，检查成功与护理人员的术前充分准备、术中娴熟的护理配合及术后护理密不可分，所以加强护理配合是不容忽视的环节。

一、术前准备

1. 评估病人

了解病情，为提高检查的安全性必须对患者进行全面的评估。了解患者的一般情况，心理状态，此次检查的目的，有无检查禁忌症，如严重的心率失常、严重高血压、严重肺功能障碍、哮喘急性发作期、对麻醉药物过敏、凝血功能障碍等。

2. 患者准备

（1）检查前4~6小时禁食禁水，以防术中刺激咽喉引起恶心反射，呕吐物误吸入气管的意外发生。

（2）询问有无利多卡因或丁卡因等过敏史。

（3）有活动性义齿应取出。

（4）术前半小时遵医嘱注射阿托品0.5mg或苯巴比妥0.1g。

（5）携带 X 线胸片和（或）CT 片，以方便了解病变部位。

（6）确认患者已经签过检查知情同意书。

（7）检查开始前嘱患者排空大小便。

3. 物品准备

术前要保证冷光源、支气管镜及其附件处于良好备用状态。仔细检查支气管镜是否清晰、管道是否通畅、活检钳的灵活性、细胞刷有无折断等。

备物：表面麻醉药品、收集标本用品、无菌手套、纱布、无菌巾、注射器、灭菌石蜡油、吸引装置、无菌圆碗、生理盐水、砂轮、氧气、氧管、胶布及各种急救物品和药物，有活检的常规备止血药，如立芷血、凝血酶、盐酸肾上腺素。

4. 环境的准备

操作前 1 小时对操作室进行空气消毒。

5. 心理护理

由于进行检查的病人，缺乏必要的医学常识，心理负担较重，心情难免紧张，非常希望得到医护人员的帮助和同情。护理人员要主动关心他们，耐心介绍检查的目的、步骤、过程，检查中需配合和注意的事项，倾听和解答患者的各种疑问，通过友善交流沟通加深患者的信赖，消除其心理顾虑，使其主动配合检查。必要时术前遵医嘱给予镇静剂。

6. 表面麻醉

于检查前 15～20 分钟进行雾化吸入 2% 利多卡因溶液。良好的咽部麻醉可减少咽部受刺激而引起的恶心、呕吐，便于插镜。为防止发生意外并达到满意的麻醉效果，采用喷雾麻醉时应注重口咽部及声门以下的麻醉，但必须严格控制和掌握麻醉药剂量。麻醉后要及时进行检查，以免因麻醉失效而影响检查及诱发并发症。

7. 其他

术前根据患者的一般情况，必要时建立静脉通道。

二、术中护理

1. 检查中配合

患者取去枕仰卧位，头部摆正略向后仰，下颌抬高。支气管镜经鼻或口插入，经鼻插入者一侧鼻腔用丁卡因棉棒麻醉鼻腔黏膜，经口插入者要患者咬一牙垫。常规予氧气吸入。纤维支气管镜表面涂灭菌石蜡油，操作者动作轻巧，镜子过声门时嘱患者做平稳的深呼吸。在支气管镜刚插入气管时，由于上呼吸道变得相对狭窄，即使在高流量吸氧的情况下，大部分患者仍会有一种窒息感，应嘱咐患者张口呼吸，同时通过语言安抚鼓励患者，使之得到心理上的支持，并转移注意力，减轻心理紧张，从而减轻不适感。整个操作过程中配合医生适时于气管内注入 2% 利多卡因进行气管内麻醉。

2. 观察生命体征

作为一种侵入性检查，在检查过程中患者会出现刺激性呛咳、憋闷、呼吸困难等不适。护士应始终守护在患者身旁，予吸氧及心电监护，严密监测患者的脉搏、呼吸、血压、血氧饱和度，观察患者面色的改变。对老年人及有心、肺疾病患者尤应注意。并随时协助患者清除口腔分泌物，一旦出现异常情况，立即配合医生抢救。

3. 标本的获取

据病人的病情留取痰液标本、肺泡灌洗液标本、支气管黏膜、肺组织、淋巴结穿刺组织等标本送检。

4. 取活检时的配合

（1）准备一些剪成三角形的小滤纸片，置于操作治疗台上；备好装有 10% 甲醛的小瓶。

（2）护士右手握住活检钳把手，左手用一块 75% 酒精方纱包住钳末端 10cm 处，打开钳子，检查活检钳是否完好。在活检钳处于关闭状态下将其递给术者，注意活检钳没送出气管镜前端时，钳瓣始终保持关闭状态，不能做张开的动作，否则会损伤内镜。

（3）根据医生的指令张开或闭合活检钳取组织。取组织时右手应均匀适度用力关闭钳子，不能突然用力过度，如遇到某些较硬组织，钳取时速度要慢才能钳取到较大的组织。

（4）钳取到组织后右手紧紧闭合活检钳，不能打开，轻轻退出活检钳。张开钳瓣用滤纸轻轻一刮，钳取的组织就附在滤纸上，并放入装有 10% 甲醛溶液的小瓶中，写上患者姓名，与医生填写的病理申请单一起送检。

（5）避免用止血钳或有齿镊子从活检钳瓣处夹取组织，防止细胞挤压变形，影响病理诊断的准确性。

5. 细胞学、细菌学刷检的配合（保护性套管刷检法）

（1）先准备好载玻片（3～4 张）。

（2）护士右手握住保护性细胞刷把手，左手用一块 75% 酒精方纱包住刷子末端 10cm 处。在确保毛刷在内套管中时将其递给术者，内套管向前推送。注意没有得到医生的指令不能把毛刷伸出内套管。

（3）根据医生的指令把毛刷充分伸出内套管刷检，取完标本后毛刷退入内套管中，轻轻退出气管镜。在准备好的载玻片上伸出毛刷均匀地涂刷，写上患者姓名送检。

6. 应用冷冻治疗的配合

（1）连接好冷冻治疗仪，检查其功能是否正常，开机使其在备用状态。把控制冷冻探头的脚踏板放在医生的脚旁。

（2）把消毒好的冷冻探头置于操作治疗台上，待操作者确认病变部位及其表面情况和周围管腔情况。

（3）左手拿着冷冻探头前端 10cm 处，右手拿着冷冻探头远端，将冷冻探头递给医生，通过纤维支气管镜的检孔直接送到病变区域。注意冷冻探头进入气道后，要与纤维支气管镜末端保持至少 0.5cm 的距离，以免损伤内镜。

7. 应用激光治疗的配合

（1）连接好激光治疗仪，检查其功能是否正常，开机使其处于备用状态。

（2）按常规行纤维支气管镜检查，确认病变部位及其表面情况和管腔周围情况。

（3）将激光治疗仪的光导纤维经检孔插入，使其出镜端 0.5～1.0cm，应用可见红光定位，对准并距离治疗目标 4～10mm。

（4）对准病变部位照射，每次照射 0.5～1s，间隔 0.5s。

（5）在操作过程中，当应用激光治疗时尽量不同时吸氧，以免发生燃烧，若必须吸氧，吸氧浓度应在40%以下。

（6）应用激光时嘱患者尽量缓慢呼吸，避免咳嗽，以免操作过程中照射到气管、支气管壁，引起气道损伤穿孔。

8. 高频电灼治疗的配合

（1）连接好高频电灼治疗仪，检查其功能是否正常，开机使其处于备用状态。

（2）患者取平卧位，在与病灶相对应的背部放置电极板，并确认电极板与患者背部皮肤紧密接触，按要求连接好发射电极、电极板和地线。

（3）按常规行纤维支气管镜检查，确认病变部位及其表面情况和管腔周围情况。将高频电极递给术者，从活检口插入高频电极，并伸出支气管镜末端至少0.5cm。

（4）在操作过程中，当应用高频电灼治疗时尽量不同时吸氧，以免发生燃烧，若必须吸氧，吸氧浓度应在40%以下。

9. 经纤维支气管镜少量灌洗液肺泡灌洗的护理

（1）备物同普通纤维支气管镜检查，另备37℃温生理盐水。

（2）纤维支气管镜到达病变肺段，医生将纤维支气管镜顶端严密切入有病变的段或亚段的支气管，护士用注药管注入1：20 000肾上腺素2~3mL，再注入2%利多卡因1~2mL，做灌洗肺段的局部麻醉。

（3）将37℃生理盐水100mL从活检孔分2次注入，立即启动负压吸引接灭菌收集瓶回收液体，一般回收液率可达40%~60%，用收集的痰液作细菌培养及药物敏感试验。

（4）同时根据术前的痰菌培养及药敏试验遵医嘱注入敏感抗生素。

（5）整个操作过程中护士应掌握患者治疗前的基础心率、血氧饱和度、血压情况。进镜实行灌洗治疗时，应根据心率、血氧饱和度的变化情况来确定每次进镜治疗的时间。如果血氧饱和度降至88%以下或心率增加超过基础心率的20%以上或收缩压超过180mmHg，应及时提示医生退镜，确保患者生命体征的平稳。

10. 检查中可能出现的常见并发症的护理

（1）出血。出血是取活检最常见的并发症，如为少量出血，可经支气管镜直接滴入10%的盐酸肾上腺素溶液1~2mL在出血部位，一般2~3次即能止血。必要时注入4℃冰无菌生理盐水5~10mL。如遇到大量出血，应保持支气管镜的通畅及负压吸引的正常，并给予高流量吸氧，患者取患侧卧位，防止血液流入健侧造成通气障碍和疾病的播散。同时保持患者口腔分泌物及血液及时清除。立刻用注药管经支气管镜把凝血酶注到出血部位，如仍不能止血，应建立静脉通道，遵医嘱使用立止血、垂体后叶素等止血药物。止血后护送患者回病房，重点做好交接班工作，严密观察。

（2）气胸。多数由于活检钳在钳取组织时损伤了脏层胸膜，直接引起气胸或术后迟发性气胸。患者表现为胸闷、气促、胸痛、呼吸困难等症状。气胸发生时应给予患者安慰，使其保持镇静，立即吸氧，严密观察。必要时送患者行胸部X光检查，配合医生进行各种紧急处理，如胸腔穿刺抽气或胸腔闭式引流。

（3）血氧低。检查过程中患者咳嗽或吸痰时PaO_2下降明显，特别是慢性阻塞性肺疾病或肺损伤范围大的患者更明显。因此应严密动态观察患者的PaO_2变化，发现患者PaO_2

显著下降，立即调高吸氧浓度，暂停纤维支气管镜检查，待 PaO_2 上升至95%再进行操作。

（4）心率失常。多为窦性心动过速，有心脏病病史的患者，要求操作者动作更轻柔，尽可能减少刺激。一旦出现心率失常应立即停止检查2～3分钟，一般刺激因素消除后可自行好转，不需特殊治疗。

三、术后护理

（1）检查后应观察患者20分钟，主要观察患者的生命体征、咳嗽、咳痰、胸闷、胸痛等情况，尤其是呼吸频率、节律、深度的变化。活检的患者要注意有无咯血、胸闷、胸痛，及时发现并发症，及时对症处理。如无特殊不适方可在家属的陪同下回病房或离院，并嘱门诊患者有异常情况及时回院就诊。

（2）检查后2小时方可试饮水，无呛咳可进食，以免麻醉后呛咳反应减弱使食物误入气道造成误吸。进食后第一餐以半流质为宜，禁辛辣刺激性食物。

（3）向患者说明术后可能会出现鼻塞、咽喉不适、头痛、头晕、声嘶、吞咽不畅等情况，麻醉药效消失后不适症状可逐渐缓解。指导患者尽量少讲话，适当休息，不要用力咳嗽、咳痰，以防引起肺部出血。

四、支气管镜的清洗及消毒

1. 基本清洗消毒设备

其中包括专用流动水清洗消毒槽（五槽）、负压吸引器、超声清洗器、高压水枪、干燥设备、计时器、通风设施，50mL注射器，各种刷子、纱布、棉棒等消耗品。

2. 清洗消毒剂

多酶洗液、2%戊二醛、75%乙醇为清洗消毒剂。

3. 必要防护用品

工作人员清洗消毒内镜时，应当穿戴必要的防护用品，包括工作服、防渗透围裙、口罩、帽子、手套等。

4. 用后处理

支气管镜使用后应当立即用湿纱布擦去外表面污物，并反复送水至少10秒钟，取下内镜并装好防水盖，置合适的容器中送清洗消毒室。

5. 清洗、消毒步骤

（1）水洗。

①将支气管镜放入清洗槽内，在流动水下彻底冲洗，用纱布反复擦洗镜身，同时将操作部清洗干净。

②取下活检入口阀门、吸引器按钮和送气送水按钮，用清洁毛刷彻底刷洗活检孔道和导光软管的吸引器管道，刷洗时必须两头见刷头，并洗净刷头上的污物。

③安装全管道灌流器、管道插塞、防水帽和吸引器，用吸引器反复抽吸活检孔道。

④全管道灌流器接50毫升注射器，吸清水注入送气送水管道；用吸引器吸干活检孔

道的水分并擦干镜身。

⑤将取下的吸引器按钮、送气送水按钮和活检入口阀用清水冲洗干净并擦干。

⑥支气管镜附件如活检钳、细胞刷、导丝、网篮、异物钳等使用后，先放入清水中，用小刷刷洗钳瓣内面和关节处，清洗后并擦干。

⑦清洗纱布应当采用一次性使用的方式，清洗刷应当一用一消毒。

（2）酶洗。

①多酶洗液的配置和浸泡时间按照产品说明书进行操作。

②将擦干后的内镜置于酶洗槽中，用注射器抽吸多酶洗液100毫升，冲洗送气送水管道，用吸引器将含酶洗液吸入活检孔道，操作部用多酶洗液擦拭。

③擦干后的附件、各类按钮和阀门用多酶洗液浸泡，附件还需在超声清洗器内清洗5～10分钟。

（3）清洗。

①多酶洗液浸泡后的内镜，用水枪或者注射器彻底冲洗各管道，以去除管道内的多酶洗液及松脱的污物，同时冲洗内镜的外表面。

②用50毫升的注射器向各管道充气，排出管道内的水分，以免稀释消毒剂。

（4）消毒。

①清洗擦干后的内镜置于消毒槽并全部浸没于2%碱性戊二醛浸泡消毒液中，各孔道用注射器灌满消毒液。

②非全浸式内镜的操作部，必须用清水擦拭后再用75%乙醇擦拭消毒。

③浸泡时间不少于20分钟，结核杆菌、其他分枝杆菌等特殊感染患者使用后的内镜浸泡不少于45分钟。

④当日不再继续使用的支气管镜等需要消毒的，采用2%碱性戊二醛消毒时，应当延长消毒时间至30分钟。

（5）支气管镜消毒后，应当按照以下方法、步骤进行冲洗和干燥。

①支气管镜从消毒槽取出前，清洗消毒人员应当更换手套，用注射器向各管腔注入空气，以去除消毒液。

②将支气管镜置入冲洗槽，流动水下用纱布清洗内镜的外表面，反复抽吸清水冲洗各孔道。

③用纱布擦干内镜外表面，将各孔道的水分抽吸干净。取下清洗时的各种专用管道和按钮，换上诊疗用的各种附件，方可用于下一病人的诊疗。

④用75%的乙醇或者洁净压缩空气等方法进行干燥。

⑤灭菌后的附件按无菌物品储存要求进行储存。

⑥每日诊疗工作结束后，用75%的乙醇对消毒后的内镜各管道进行冲洗、干燥，储存于专用洁净柜。镜体应悬挂，弯角固定钮应置于自由位。

⑦储柜内表面或者镜房墙壁内表面应光滑、无缝隙、便于清洁，每周清洁消毒一次。

6. 注意事项

（1）支气管镜及附件用后应当立即清洗、消毒或者灭菌。

（2）使用前必须用无菌水彻底冲洗，去除残留消毒剂。

（3）戊二醛浓度≥2%，才能保证消毒灭菌效果。用指示卡每天监测戊二醛的浓度，及时更换消毒液。

（4）每月定时进行支气管镜消毒效果监测。

（5）护士按病人感染的严重程度安排检查顺序，对重度感染者，放在最后或单独操作。

第四节　正常支气管结构及支气管镜下的表现

一、正常呼吸道解剖结构

呼吸道由鼻、咽、喉、气管、支气管和肺组成（见图2-7）。

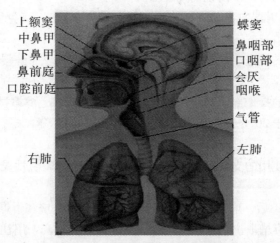

左上：上额窦　中鼻甲　下鼻甲　鼻前庭　口腔前庭
右上：蝶窦　鼻咽部　口咽部　会厌　咽喉　气管　左肺
左下：右肺

图2-7　呼吸道解剖结构示意图

1. 上呼吸道

鼻有外鼻、鼻腔和鼻旁窦，其中鼻腔由鼻前庭和固有鼻腔组成，有鼻黏膜覆盖。喉由喉软骨和喉腔组成，喉腔由前庭襞、声襞，前庭裂、声门裂，喉前庭、喉中间腔、声门下腔组成，其中声门裂是喉腔最狭窄处，也是行支气管镜检查时最难进入的部位。

2. 下呼吸道

气管：上接环状软骨，向下入胸腔，到胸骨角平面分为左右主支气管。

支气管：左主支气管细长、走向水平，右主支气管粗短、走向陡直。

左主支气管向下走行，分为左上叶和左下叶。左上叶往下分为固有上叶和舌叶，固有上叶包括尖后段（B^{1+2}）、前段（B^3），舌叶包括外侧段（B^4）和内侧段（B^5）。左下叶往下分为背段（B^6）和基底段，基底段包括前基底段（B^8）、外基底段（B^9）、后基底段（B^{10}）。每一段再往下细分为亚段（如 B^4a、B^4b）、亚亚段……肺泡管、肺泡囊、肺泡。

右主支气管向下走行，分为右上叶、右中叶、右下叶。右上叶往下分为尖段（B^1）、后段（B^2）、前段（B^3）。右中叶往下分为外侧段（B^4）和内侧段（B^5）。右下叶往下分为背段（B^6）和基底段，基底段包括内基底段（B^7）、前基底段（B^8）、外基底段（B^9）、后基底段（B^{10}）。每一段再往下细分为亚段（如 B^1a、B^1b）、亚亚段……肺泡管、肺泡囊、肺泡。

肺：左肺分为两叶，右肺分为三叶。表面有脏层胸膜包绕。

二、支气管的命名

目前纤维支气管镜和电子支气管镜的外径均较粗，只能到达第Ⅳ级支气管，故目前支气管的命名也只局限于Ⅰ～Ⅳ级。正常气管支气管结构呈树状分布。见图2-8。

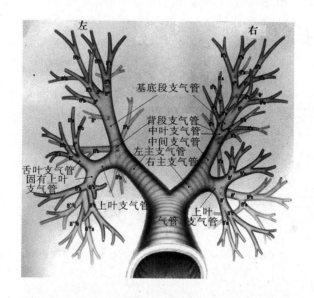

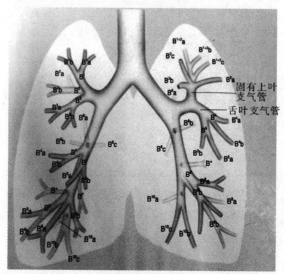

图2-8 正常气管支气管树状结构示意图

　　左侧主支气管分为左上叶、左下叶支气管。左上叶支气管分为两支，即左侧固有上叶支气管和左舌叶支气管；左侧固有上叶支气管分为尖后段（B^{1+2}）、前段（B^3）支气管；左舌叶支气管又分为外侧段（B^4）、内侧段（B^5）支气管。其中上叶尖后段支气管又分为 $B^{1+2}a+b$、$B^{1+2}c$ 两个亚段，前段又分为 B^3a、B^3b+c 两个亚段；舌叶外侧段又分为 B^4a、B^4b 两个；内侧段又分为 B^5a、B^5b 两个亚段。左下叶支气管分为背段（B^6）、前基底段（B^8）、外基底段（B^9）和后基底段（B^{10}）支气管。其中背段又分为 B^6a、B^6b、B^6c 三个亚段，前基底段又分为 B^8a、B^8b 两个亚段，外基底段又分为 B^9a、B^9b 两个亚段，后基底段又分为 $B^{10}a$、$B^{10}b+c$ 两个亚段。见图 2-9。

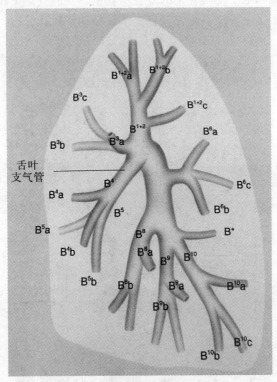

图 2-9　左侧主支气管命名和分布

　　右侧主支气管分为右上叶、右中叶和右下叶支气管。右上叶支气管分为三段，即尖段（B^1）、后段（B^2）、前段（B^3）支气管。其中尖段支气管又分为 B^1a、B^1b 两个亚段，后段支气管又分为 B^2a、B^2b 两个亚段，前段支气管又分为 B^3a、B^3b 两个亚段。右中叶支气管分为外侧段（B^4）、内侧段（B^5）支气管，其中外侧段又分为 B^4a、B^4b 两个亚段，内侧段又分为 B^5a、B^5b 两个亚段。右下叶支气管分为背段（B^6）、内基底段（B^7）、前基底段（B^8）、外基底段（B^9）和后基底段（B^{10}）支气管。其中背段又分为 B^6a、B^6b、B^6c 三个亚段，内基底段又分为 B^7a、B^7b 两个亚段，前基底段又分为 B^8a、B^8b 两个亚段，外基底段又分为 B^9a、B^9b 两个亚段，后基底段又分为 $B^{10}a$、$B^{10}b$、$B^{10}c$ 三个亚段。见图2-10。

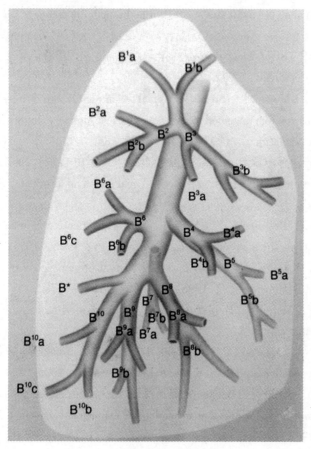

图 2 - 10　右侧主支气管命名和分布

三、各级支气管在支气管镜下的表现

正常情况下：声带活动力、色泽正常，气管及各叶段支气管开口通畅，管腔无狭窄、大小正常，表面光滑整齐，色泽正常，可有少量黏液，无脓液和血性分泌物，无新生物阻塞，无肺叶不张。正常各级支气管在支气管镜下的表现见彩插图 1~29。

参考文献

[1] Killian G. Ueber directe bronchoscopie. *M M W*, 1898, 27：844 -847.

[2] Boyd D, Chevalier Jackson. The father of American bronch oesophagology. *Ann Thorac Surg*, 1994, 57：502 -505.

[3] Broyles E N. The relationship of bronchoscopy to chest surgery. *Laryngoscope*, 1952, 62 (8)：784 -786.

[4] Andersen H A, Fontana R S. Transbronchos copic lung biopsy for diffuse pulmonary diseases：Technique and results in 450 cases. *Chest*, 1972, 62 (2)：125 -128.

［5］Ikeda S, Yanai N, Ishikawa S. Flexible bronchofiberscope. *Keio J Med*, 1968, 17 (1)：1 – 16.

［6］Ikeda S. *At Las of Flexible Bronchoscopy*. Igaku Shoin Tokyo /Universal Press, London：Thieme Verlag, Stuttgart, 1972.

［7］Naruke T , Kuroishi T , Suzuki T, et al. Comparative study of survival of screen detected compared with symptom detected lung cancer cases. Japanese Lung Cancer Screening Research Group. *Semin Surg Oncol*, 1993, 9 (2)：80 – 84.

［8］吕平, 刘芳, 吕坤章等. 内窥镜发展史. 中华医史杂志, 2002, 32 (1)：10 ~ 14.

［9］Lam S, Kennedy T, Unger M, et al. Localization of bronchial tissue. *Chest*, 2008, 143 (5)：696 – 670.

［10］Rubin G D, Besulieu C F, Argiro V, et al. Perspective volume rendering of CT and MR images：Applications for endoscopic imaging. *Radiology*, 1996, 199 (2)：321 – 330.

［11］Konen E, Katz M, Rozenman J, et al. Virtual bronchoscopy in children：Early clinical experience. *AJR Am J Roentgenol*, 1998, 171 (6)：1699 – 1702.

［12］Lacasse Y, Martel S, Hebert A, et al. Accuracy of virtual bronchoscopy to detect endobronchial lesions. *Ann Thorac Surg*, 2004, 77：1774 – 1780.

［13］Gildea T R, Mazzone P J, Karnak D, et al. Electromagnetic navigation diagnostic bronchoscopy：A prospective study. *Am J Respir Crit Care Med*, 2006, 174：982 – 989.

［14］Schwarz Y, Greif Y, Becker H D, et al. Real-time electromagnetic navigation bronchoscopy to peripheral lung lesions using overlaid CT images：The first human study. *Chest*, 2006, 129：988 – 994.

［15］Harms W, Krempien R, Grehn C, et al. Electromagnetically navigated brachy "erapy as a new treatment option for peripheral pulmonary tumors". *Strahlenther Onkol*, 2006, 182：108 – 111.

［16］戴毓平, 董偃琴. 第四次全国呼吸系病学术会议简介. 中华结核和呼吸杂志, 1992, 15 (1)：52.

［17］王鸣岐, 吴亚梅, 王健等. 全国356所综合性医院内呼吸专业设置情况的调查报告. 中华结核和呼吸杂志, 1992, 15 (2)：117 ~ 118.

［18］王蓉, 刘昌起. 第一届全国纤维支气管镜学术会议纪要. 中华结核和呼吸杂志, 1994, 17 (6)：326 ~ 328.

［19］中华医学会呼吸病学分会支气管镜学组. 纤维支气管镜（可弯曲支气管镜）临床应用指南（草案）. 中华结核和呼吸杂志, 2000, 23 (3)：134 ~ 135.

［20］中华医学会呼吸病学分会. 支气管肺泡灌洗液细胞学检测技术规范（草案）. 中华结核和呼吸杂志, 2002, 25 (7)：390 ~ 391.

［21］白冲, 李强, 王昌惠等. 上海市可曲性支气管镜应用情况调查. 中华结核和呼吸杂志, 2004, 27 (3)：195 ~ 196.

［22］Bolliger C T, Mathur P N, Beamis J F, et al. ERS/ ATS statement on interventional pulmonology. *Eur Res pir J*, 2002, 19 (2)：356 – 373.

[23] 张绍敏，陈萍．呼吸疾病专科护理．北京：化学工业出版社，2006．

[24] 房军，姚楚水．戊二醛消毒液杀菌效果及其影响因素的实验研究．中国消毒学杂志，2007，24（4）：321～324．

第三章 支气管镜与肺癌的诊断

第一节 肺癌在支气管镜下的表现

支气管肺癌有3/4属于中央型肺癌，最常发生于大、中支气管，尤其是叶段支气管，所以支气管镜检查对肺癌的诊断尤为重要。肺癌在支气管镜下的表现，依肺癌病理类型的不同、临床分期不同、侵犯的部位不一而有各种不同的表现，既可表现为管内生长，也可表现为管外生长或围绕管壁浸润生长等。总体来说，可分为直接征象和间接征象两大类。

一、肺癌的直接征象

1. 管腔内增生性改变

鳞癌和小细胞癌在支气管镜下大部分可见新生肿物，而只有约40%的腺癌在支气管镜下可见癌的直接征象，还有一些少见的细胞类型如腺鳞癌、类癌、肉瘤样癌等也可表现为管内的增生性肿物，大细胞癌能见到肿物者很少，肿物形态可表现为球形或结节、菜花样、桑葚样，也可表现为形态不规则。肿物的表面可光滑，也可呈橘皮样、鱼肉样、坏死、出血等改变（见彩插图30～46）。

2. 管壁浸润性改变

部分腺癌表现为管壁浸润性改变，还有少数小细胞肺癌可表现为管壁浸润性改变。镜下主要改变为黏膜肿胀、充血、表面粗糙、出血、坏死、部分黏膜呈纵型等（见彩插图47～66）。

由支气管内增生性肿物所致的管腔狭窄属于肺癌的直接征象。以鳞癌和小细胞肺癌多见，部分腺癌亦可见（见彩插图30～46）。管壁浸润性生长的肺癌亦可导致管腔狭窄（见彩插图47～66）。

二、肺癌的间接征象

1. 管腔外压性改变

这主要是由支气管管外生长的肿物、侵犯或转移的肿大淋巴结压迫支气管管壁，导致管腔的狭窄，属于肺癌的间接征象。镜下主要表现为管腔狭窄，但黏膜表面正常或轻度充血、肿胀或出血。如部分腺癌和大细胞癌呈管外生长的倾向，容易导致管腔外压性改变，肺泡癌的主要镜下改变也以管腔狭窄和黏膜充血等间接征象多见（见彩插图67～78）。

2. 轻度炎症改变

镜下主要表现为支气管腔无狭窄，黏膜表面肿胀、粗糙、坏死、充血或出血等改变。腺癌、大细胞癌和肺泡癌等镜下均可表现为轻度炎症改变的间接征象（见彩插图79～87）。

三、各部位肺癌的不同表现

1. 气管癌

气管原发肿瘤罕见，上呼吸道原发恶性肿瘤大约占所有恶性肿瘤的1%，而不同部位的发病率并不一致：声门上发病率为1.3/10万，声门处为2.3/10万，但声门下及气管仅为0.04/10万。原发于气管的恶性肿瘤占全部恶性肿瘤的0.1%～0.4%，每年新发病例数约为2.6/10万。但发生在成人的气管肿瘤大多是恶性的（占90%），即肺癌。它可表现为增生性改变，也可表现为浸润性改变。气管癌活检时出血容易导致病人窒息，行支气管镜检查活检时应特别注意（见彩插图88～89）。

2. 累及隆突的肺癌

发生在左右主支气管的肺癌，尤其是主支气管上段的肺癌，癌性病变很容易蔓延累及隆突，表现为隆突增宽，黏膜表面粗糙、肿胀、坏死、出血等改变。因隆突处血管丰富，活检易致出血，且出血量较多，容易导致病人窒息，检查时需特别小心（见彩插图90～91）。

3. 主支气管及各级支气管肺癌

如上所述，主支气管及各级支气管肺癌分别有各种不同的表现，既可表现为直接征象，也可表现为间接征象（见彩插图92～102）。

第二节　纤维支气管镜在肺癌诊断中的应用

纤维支气管镜（fiber bronchoscope）一般由前端部、弯曲部、插入部、操作部、目镜部及导光软管和导光连接部组成，还可以接上摄像头以便录像。

肺癌是呼吸系统常见的疾病之一，也是在各种肿瘤中发病和死亡率排首位的疾病，但因肺癌症状不典型，早期不易发现，观察治疗或外科手术探查又可能导致延误诊断或给患者带去创伤，而纤维支气管镜的外径一般为4～6mm，能顺利到达Ⅳ级以上的支气管，清晰观察到这些部位支气管黏膜的变化及管腔情况。因此，纤维支气管镜在肺癌诊断中的地位显得尤为重要，其在肺癌诊断中的应用相当广泛。

纤维支气管镜检查对于中央型肺癌可直接观察到肿瘤的发生部位、侵犯范围、病变与隆突的距离等，不仅可以动态观察病灶和得到病理诊断标本，而且能为外科选择术式等提供参考意见。而对于周围型肺癌，虽未能直接窥见病变部位，但也可能通过支气管腔狭窄、外压的情况协助诊断，同时可通过支气管镜肺活检和支气管壁针吸活检等获得病理诊断标本。

一、适应症

在未明确肺癌诊断之前，主要根据临床症状、体征及影像学检查评估病情，结合指南推荐，有以下情况者尤其适合行纤维支气管镜检查以协助明确或排除肺癌诊断：不明原因的慢性咳嗽；不明原因的咯血或痰中带血，尤其是 40 岁以上的患者，持续 1 周以上的咯血或痰中带血；不明原因的局限性哮鸣音，支气管镜有助于查明气道阻塞的原因、部位及性质；不明原因的声音嘶哑，可能因喉返神经受累引起的声带麻痹和气道内新生物等所致；痰中发现癌细胞或可疑癌细胞；X 线胸片和（或）CT 检查提示肺不张、肺部结节或块影、阻塞性肺炎、炎症不吸收、肺部弥漫性病变、肺门和（或）纵膈淋巴结肿大、气管支气管狭窄以及原因未明的胸腔积液等异常改变者；肺部手术前检查，对指导手术切除部位、范围及估计预后有参考价值。

二、禁忌症

支气管镜检查随着经验的积累，其禁忌症范围亦日趋缩小，或仅属于相对禁忌。但在下列情况下行支气管镜检查发生并发症的风险显著高于一般人群，应慎重权衡利弊后再决定是否进行检查：活动性大咯血，若必须要行支气管镜检查，应在建立人工气道后进行，以降低窒息发生的风险；严重的高血压及心律失常；新近发生的心肌梗死或有不稳定心绞痛发作史；严重心、肺功能障碍；不能纠正的出血倾向，如凝血功能严重障碍、尿毒症及严重的肺动脉高压等；严重的上腔静脉阻塞综合征，因纤维支气管镜检查易导致喉头水肿和严重的出血；疑有主动脉瘤；多发性肺大疱；全身情况极度衰竭。

三、常用诊断方法

目前经纤维支气管镜诊断肺癌主要包括经支气管镜直视下肺活检、经支气管镜刷检、经支气管镜肺泡灌洗、经支气管镜针吸活检、经支气管镜肺活检等方法，因其内容与电子支气管镜基本相似，故详细内容见下一节介绍，且因本书其他章节会详细介绍经支气管镜超声引导针吸活检术等新手段，本章不再赘述。

四、注意事项

针对可能需要进行多种操作，如活检、针吸活检、刷检、肺泡灌洗等，应注意先后顺序，一般先进行针吸活检或肺活检，再进行刷检等检查，且根据术中出血风险评估决定进行检查的项目。而在操作细节方面，参照中华医学会呼吸病学分会发布的《诊断性可弯曲支气管镜应用指南》（2008 年版）进行术前评估、操作等管理，为提高检查阳性率，建议在行纤维支气管镜检查前利用 X 光、CT 等检查明确病变部位（肺段），在避免大出血的前提下多取病理组织，如《指南》要求至少 5 块，同时还可以考虑进行多次的纤维支气管镜检查，充分结合活检、刷检、冲洗等手段。

相比开胸肺活检或经皮肺穿刺活检而言，经纤维支气管镜检查在肺癌中的应用有着特有的优势，例如创伤及并发症少、肺癌诊断阳性率高、操作相对简单等，因此有着重要的意义，对于呼吸科医生而言，熟练掌握纤维支气管镜在肺癌运用中的技术将有利于肺癌的早期诊断和治疗，为临床带来便利。

第三节　电子支气管镜在肺癌诊断中的应用

电子支气管镜（electronic bronchoscope）是将安装在前端部微型电荷—耦合器件（CCD）所探查到的图像以电子信号方式通过内镜传到信息处理器，信息处理器再把传入的电子信号转变成在监视器上可以看到的图像。电子内镜的发明，使内镜技术进入了一个新时代。

电子支气管镜主要由支气管镜、视频处理系统、监视器及电子计算机储存装置组成，电子支气管镜的外形结构与纤维支气管镜相似，但其成像原理与导光纤维支气管镜完全不同，从而使得所显示的画面更加清晰、色彩更加逼真。电子支气管镜的前端部安装有一个超小型的高分辨率 CCD，以代替纤维支气管镜的导像束，把图像的光信号变成电信号在显示器上显示，电子支气管镜还具有图像冻结、释放、测光功能。

电子支气管镜在肺癌中的应用与纤维支气管镜相似，对于中央型肺癌可直接观察到肿瘤的发生部位、侵犯范围、病变与隆突的距离等，既可以动态观察病灶和得到病理诊断标本，又能为外科选择术式等提供参考意见。而对于周围型肺癌，虽未能直接窥见病变部位，但也可能通过支气管腔狭窄、外压的情况协助诊断，同时可通过支气管镜肺活检和支气管壁针吸活检等获得病理诊断标本。

电子支气管镜下肺癌的形态直接征象包括增生型和浸润型（见彩插图 103、105），多以鳞癌为主（见彩插图 104、108）。镜下表现有菜花状（见彩插图 107、109）、结节状、息肉样新生物向腔内突出（见彩插图 110）及黏膜充血肥厚（见彩插图 105），表面粗糙不平、软骨环模糊不清或消失、纵型皱襞、管腔狭窄甚至闭塞；间接征象以腺癌为主（见彩插图 106），包括狭窄、阻塞、隆突或嵴增宽、血性分泌物、声带麻痹等。

一、适应症

与纤维支气管镜基本一致，有以下症状、体征或证据者适合行电子支气管镜检查：不明原因的慢性咳嗽；不明原因的咯血或痰中带血，尤其是 40 岁以上的患者，持续 1 周以上的咯血或痰中带血；不明原因的局限性哮鸣音，支气管镜有助于查明气道阻塞的原因、部位及性质；不明原因的声音嘶哑，可能因喉返神经受累引起的声带麻痹和气道内新生物等所致；痰中发现癌细胞或可疑癌细胞；X 线胸片和（或）CT 检查提示肺不张、肺部结节或块影、阻塞性肺炎、炎症不吸收、肺部弥漫性病变、肺门和（或）纵膈淋巴结肿大、气管支气管狭窄以及原因未明的胸腔积液等异常改变者；肺部手术前检查，对指导手术切除部位、范围及估计预后有参考价值。

二、禁忌症

与纤维支气管镜基本一致,有以下情况者需谨慎:活动性大咯血,若必须行支气管镜检查,应在建立人工气道后进行,以降低窒息发生的风险;严重的高血压及心律失常;新近发生的心肌梗死或有不稳定心绞痛发作史;严重心、肺功能障碍;不能纠正的出血倾向,如凝血功能严重障碍、尿毒症及严重的肺动脉高压等;严重的上腔静脉阻塞综合征,因电子支气管镜检查易导致喉头水肿和严重的出血;疑有主动脉瘤;多发性肺大疱;全身情况极度衰竭。

三、常用诊断方法

目前经电子支气管镜诊断肺癌不仅包括经支气管镜活检,经支气管镜刷检、冲洗,经支气管镜针吸活检等方法,还包括自体荧光电子支气管镜检查、经电子支气管镜超声引导针吸活检等。由于电子支气管镜画面更清晰、直观,在临床操作中更加便利,而在肺癌诊断阳性率方面,虽未有纤维支气管镜与电子支气管镜比较的大型研究,但结合临床观察,二者基本相似,甚至电子支气管镜优于纤维支气管镜。

(一) 经支气管镜直视下活检

在活检过程中,操作要熟练,尽量提高第一次活检的成功率;取材部位要准确,应在病灶不同部位取得完整组织 3 ~ 4 块;对表面有较多坏死组织的增生型肺癌(见彩插图 111 ~ 113),应尽量吸除并将活检钳深入肿块夹取新鲜组织或钳夹肿物边缘;对浸润型(见彩插图 114)、外压型肺癌,反复定点钳夹可达深层组织。彩插图 115 ~ 116 为电子支气管镜支气管黏膜活检操作示意图。

病例1:患者男,59 岁,因咳嗽、胸痛 1 月余就诊,胸部 CT 诊断为左下肺肿物、肺癌可能性大。电子支气管镜下见左下叶基底段 B^{10} 开口处黏膜肿胀、表面粗糙、管腔部分狭窄。在 B^{10} 开口处在直视下取支气管黏膜活检送病理检查,证实为低分化腺癌(见图 3 – 1 及彩插图 117 ~ 118)。

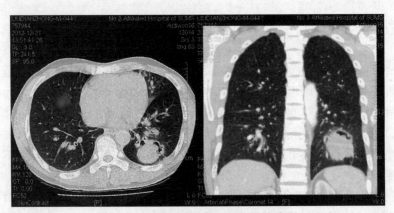

图 3 – 1 胸部 CT 考虑左下肺恶性肿瘤

（二）经支气管镜直视下刷检

刷检时，先用一次性带保护套的细胞刷（毛刷）在病变部位来回刷动 2 ~ 3 次，以刷取到渗血黏膜为佳（见彩插图 119 ~ 120），毛刷在玻片常规涂片，每例病人留取刷检涂片一至两块。涂片放入 95% 酒精固定保存。操作一般在活检后进行，但若病灶太小，就不能准确地刷取；血污染、反复涂抹或用力过大，会使癌细胞变形甚至溶解；涂片中大量炎细胞、坏死物等掩盖了数量少并且形态不典型的癌细胞，会识别不清，易漏诊。刷检多于活检后进行，如彩插图 121 ~ 122 所示的病例可以在活检后刷检，以增加诊断的阳性率。

（三）经支气管镜肺泡灌洗术

经支气管镜肺泡灌洗术（bronchoalveolar lavage，BAL）是经支气管镜向局部支气管肺泡注入生理盐水，随即进行抽吸而获取支气管肺泡表面被覆液与灌入生理盐水混合液的一种方法。将支气管镜头端嵌入病变所在支气管开口，通过活检孔道注入 37℃ 生理盐水 30mL 灌洗病变处后吸引，在支气管镜吸引接口接一次性吸痰培养器储存回收灌洗液 6 ~ 10mL，必要时可反复多次操作以保证足量标本送检。BAL 可通过支气管肺泡灌洗液（bronchoalveolar lavage fluid，BALF）细胞学、肿瘤标志物等检测解决常规支气管镜未能见到的异常肺部病变的诊断，特别是周围性、原发性或继发性恶性肿瘤等，往往被称为 "液相活检"。也有研究表明，经支气管镜肺泡灌洗对协助诊断细支气管肺泡癌有帮助。

（四）经支气管镜针吸活检术

经支气管镜针吸活检术（transbronchial needle aspiration，TBNA）是通过支气管镜应用一种特制的可弯曲导管的穿刺针，穿透气管或支气管壁获取腔外病灶或淋巴结组织进行细胞病理学检查的一种新技术。它在肺癌的早期诊断及临床分期中发挥着重要作用，其最大优势在于对不同隆突水平的左右淋巴结系列进行活检，可减少甚至代替纵隔镜、开胸等方法在肺癌分期中的应用。国内外研究表明，经支气管镜针吸活检术安全性好，不良反应少，对肺部病变尤其是支气管腔外病变及纵隔、肺门淋巴结肿大的诊断有较高的价值。

支气管镜针吸操作方法：将消毒的穿刺针推出，注入空气证明穿刺针通畅，退回针尖。穿刺针经支气管镜活检孔插入，待针头前端露出电子支气管镜后，达到病灶处，把针尖推出针鞘，在窥视下将内镜和针尖往前送刺入病灶内，若遇到阻碍，可让病人故意咳嗽会有助于穿透，并且将迫使电子支气管镜远端保持一个对气管长轴更为垂直的位置。用 20mL 注射器以负压抽吸 10 秒钟，重复两次，停止抽吸后将针尖退回鞘内，可见表面有点状出血，表明针刺成功。抽出穿刺针，推出针尖，用注射器抽吸空气后将吸取的标本推出涂片送检。

也有学者认为常规经支气管针吸活检（TBNA）取样方法可分为：① 突刺法（见图 3 - 2）。鞘管伸出活检孔道，穿刺针伸出鞘管，针对准穿刺部位，支气管镜保持不动而鞘管和针同时向前送，穿透气道壁。② 推进法（见图 3 - 3）。鞘管伸出活检孔道，穿刺针伸出鞘管，支气管镜、鞘管和针同时向前送，穿透气道壁；③ 鞘管贴近气道壁法（见图 3 - 4）。鞘管伸出活检孔道并且贴近气道壁，支气管镜保持不动，向前送针穿透气道壁。④ 咳嗽法（见图 3 - 5）。鞘管伸出活检孔道，穿刺针伸出鞘管，要求患者咳嗽，同时采用

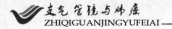
突刺法或者推进法使针穿透气道壁。

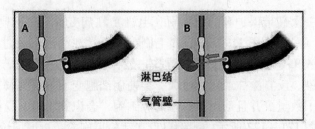

图 3-2 突刺法

（A. 穿刺针伸出鞘管，针对准穿刺部位；B. 支气管镜保持不动而鞘管和针同时向前送，穿透气道壁）

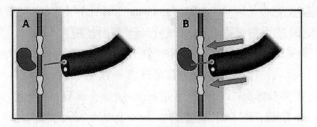

图 3-3 推进法

（A. 穿刺针伸出鞘管，针对准穿刺部位；B. 穿刺针伸出鞘管，支气管镜、鞘管和针同时向前送，穿透气道壁）

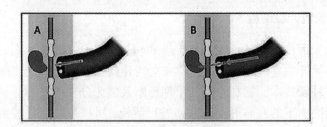

图 3-4 鞘管贴近气道壁法

（A. 鞘管伸出活检孔道并且贴近气道壁；B. 支气管镜保持不动，向前送针穿透气道壁）

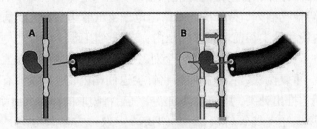

图 3-5 咳嗽法

（A. 鞘管伸出活检孔道，穿刺针伸出鞘管；B. 要求患者咳嗽，同时采用突刺法或者推进法使针穿透气道壁）

注：图 3-2 至图 3-5 摘自 Momen M. Wahidi 教授第六届北京协和呼吸病学峰会的讲义。

（五）经支气管镜肺活检

经支气管镜肺活检（transbronchoscope lung biopsy，TBLB）可详细观察气道病变以进行活检，在参照 X 片或 CT 的情况下可提高活检阳性率。活检时应选择病变密集处，必要时在透视引导下转动患者体位，经多轴透视确信活检钳在病灶内，于患者最大呼气末时取活检。尽量避免在中叶或舌叶取活检，以免穿破叶间胸膜造成气胸。同时应多部位采取多个标本，以提高阳性率。病变近中央者阳性率高于周围者。国内学者回顾性研究中发现经支气管镜肺活检对诊断细支气管肺泡癌有重要意义，在患者影像学、支气管表现无明显特异性的情况下，20 例患者均为经支气管镜肺活检诊断为细支气管肺泡癌。

如病例 2（见图 3 - 6 及彩插图 123 ~ 124）。

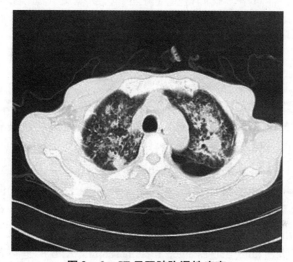

图 3 - 6　CT 示双肺弥漫性病变

注意事项：针对可能需要进行多种操作，如活检、针吸活检、刷检、肺泡灌洗等，应注意先后顺序，一般先进行针吸活检或肺活检，再进行刷检等检查，且根据术中出血风险评估决定进行检查的项目。而在操作细节方面，参照中华医学会呼吸病学分会发布的《诊断性可弯曲支气管镜应用指南》（2008 年版）进行术前评估、操作等管理，为提高检查阳性率，建议在行支气管镜检查前利用 X 光、CT 等检查明确病变部位（肺段），在避免大出血的前提下多取病理组织，如《指南》要求至少 5 块，同时还可以考虑进行多次的支气管镜检查，充分结合活检、刷检、冲洗等手段。

电子支气管镜在肺癌的诊断中是非常重要的工具，它可视范围大，既可确定病变部位、范围，又易明确病理分型，为肺癌的临床诊断及治疗提供了可靠的依据，从而延长患者的生存期及改善生活质量。

第四节 自体荧光支气管镜在肺癌诊断中的应用

普通支气管镜即白光支气管镜（white light bronchoscopy，WLB）以单一的白色冷光作为光源，虽然广泛应用于肺部疾病的诊断和治疗，但在肺癌早期诊断存在不足。因为在白光下肉眼直视易发生漏诊，尤其是在早期未发生形态学改变的状况下，敏感性较低。在痰细胞学阳性的早期肺癌中，普通支气管镜检出率不足30%。可喜的是近年来电子、数字等技术与支气管镜结合产生的新型支气管镜，如自体荧光支气管镜、超声支气管镜、电磁导航支气管镜、光学相干断层成像及共聚焦荧光显微镜等，从不同角度和层面解决了白光支气管镜存在的缺陷。在本章中，我们将重点讲述一种新型支气管镜技术——自体荧光支气管镜在肺癌早期诊断中的应用。

一、原理

活体组织细胞中均分布有自体荧光团，这些物质包括二氢尿嘧啶脱氢酶/还原型烟酰胺腺嘌呤二核苷酸（NAD/NADH）、黄素、色氨酸等，在受到特定波长的光线照射时会产生自体荧光，即细胞的自体荧光现象。这些自体荧光团在正常组织以及发育异常或恶性组织中的分布存在差异，从而使受激时产生的自体荧光在正常及恶性组织中不同，这是开发自体荧光支气管镜的基础。自体荧光极其微弱，肉眼无法识别。但随着数字技术的进步，通过数字技术放大微弱的自体荧光至裸眼即能发现变化的图像。细胞自发性荧光现象与电脑图像分析技术相结合开发的新型纤维支气管镜即是自体荧光支气管镜。

自体荧光支气管镜（auto fluorescence bronchoscopy，AFB）是在普通白光支气管镜的基础上增加蓝色激励光和绿色照射光，基于组织和蓝光、绿光的特性，辨别正常组织和异常组织（如癌前病变不典型增生）。使用442nm波长的蓝光照射时，正常支气管内膜组织的自体荧光位于绿色和红色光谱内，红色光线较弱。发育异常和癌性组织自体荧光较弱，且红光强于绿光。蓝光激励组织产生自体荧光，对比自体荧光和绿色照明光的反射光，通过组织呈现的颜色差异识别正常与异常组织，此即Xillix技术公司开发的光线诱导的荧光内镜（lung imaging fluorescence endoscopy，LIFE）系统。LIFE系统利用氦镉放射出单色蓝光作为光源，但之后绝大多数的系统采用成本低的氙灯和光滤片产生非单色的蓝光作为光源。蓝色荧光照射下，中至重度不典型增生和原位癌发出红色荧光，病变区域呈红色或棕褐色，而正常区域呈绿色。基于此技术，自体荧光支气管镜可显著提高支气管镜对肺癌及其癌前病变早期诊断的敏感性并准确定位。

在普通支气管镜及自体荧光支气管镜检查中，为规范病变描述及学术交流，常用的病变分级方法如下。普通白光状态下可见病变分为3级：WLB-I级，先天解剖异常、外压性病变、单纯支气管间嵴增宽、黏膜色泽正常、不伴有充血水肿；WLB-II级，黏膜充血、水肿、增厚、色泽改变、血管聚焦或扭曲；WLB-III级，黏膜颗粒或明显新生物。WLB-II级和WLB-III级为白光支气管镜下的异常表现。与之相适应的，荧光状态下病变同样分为 3 级。AFB - I 级，解剖异常、黏膜为绿色；AFB - II 级，黏膜色泽轻度改变，呈粉红色或棕褐色；AFB - III 级，黏膜呈典型的品红色或紫红色。AFB - II 级和 AFB - III 级为自体荧光支气管镜下的异常表现。（见彩插图 125～126①）。

二、优势与应用

大量研究表明，与白光支气管镜相比，自体荧光支气管镜诊断不典型增生与早期肺癌敏感性提高了 30%～60%，特异度为 31.5%～94%，从数据可以看出各个研究得出的结论差异较大。但较为明确的是对异常荧光区域黏膜活检，可以明显提高癌前病变及原位癌的检出成功率。一项 Meta 分析显示，自体荧光支气管镜诊断肺癌的总敏感率为 90%，明显优于白光支气管镜。此外，绝大多数研究均支持在白光支气管镜检查基础上增加自体荧光支气管镜检查，从而提高支气管癌前病变和癌性病变的敏感性以及阳性预测值。自体荧光支气管镜可以更早期发现在影像学上还未形成块影的只有黏膜上病变的癌前病变以及早期肺癌，这是它的优势所在，得到大家的认可。此外，自体荧光支气管镜对已确诊的肺癌也很有价值，可术前确定癌变边界和发现共存肺癌，指导手术切除范围，并可于术后检查预测肿瘤复发。

然而，较高的假阳性率是自体荧光支气管镜应用中另一个被高度关注的问题。Meta 分析表明自体荧光支气管镜诊断肺癌的特异性只有 56%，低于白光支气管镜。究其原因，有以下几点：①影响自体荧光支气管镜检查结果的因素多，包括局部组织的代谢状况、上皮细胞层的厚度、血红蛋白对荧光的吸收率等；②肺癌高危风险者如重度吸烟者也可能同时合并支气管炎或上皮增生，难于准确地与癌前病变相区别；③对自体荧光支气管镜下病变表现尚缺乏统一的定性及量化的诊断标准。当然，假阳性病例可通过进一步的活检组织的病理学检查加以识别，但终究是增加了检查的项目以及患者的负担。特别值得提出的是，进一步研究也表明，自体荧光支气管镜发现异常而病理学证实为正常的部位，仍预示着潜在的恶性可能。对假阳性率高低的争论，尚需进一步的研究确认。

在临床使用方面，针对自体荧光支气管镜假阳性率高的问题，有专家学者建议肺癌高危人群先进行痰脱落细胞筛查，痰检阳性或可疑阳性者再行自体荧光支气管镜检查。也有专家学者建议自体荧光支气管镜联合白光支气管镜检查以降低假阳性率。多项研究表明，自体荧光支气管镜与白光支气管镜联合检查在癌前病变检出率方面明显优于单用白光支气管镜，提高了敏感性而不降低特异性。研究还表明，自体荧光支气管镜与白光支气管镜两者检查的先后顺序差异对结果没有影响。随着技术的进步与设备的改进，自体荧光支气管镜与白光支气管镜结合，检查过程中可以在普通白光与自体荧光之间自由切换，缩短了检查时间，弥补了白光支气管镜敏感率较低而自体荧光支气管镜假阳性率高的不足。

研究及临床证实应用蓝绿色光的检查系统相对于传统白光支气管镜检查有更好的效果。蓝绿色光线可以被血红素吸收，有利于检查血管。这些光线穿透力低，有利于检查表

---

① 黄佩桂，刘岩，姜学革. 荧光纤维支气管镜在老年高龄患者诊断中的价值. 中国医疗设备，2012，27（1）：119～121.

浅黏膜组织。由此开发出窄带成像技术，一些学者把该技术归属为自体荧光支气管镜技术之下。窄带成像技术，是通过在红绿蓝系列照明系统中使用窄带滤光片，高倍放大的窄带色谱成像能够显现表层黏膜微细血管分布情况。窄带成像支气管镜可以观察到支气管上皮内的血管网形态。正常支气管上皮下只可见较少的微血管，支气管炎者上皮下可见整齐的血管网，在鳞状不典型增生中可见较多的复杂的血管网及各种大小的扭曲血管。据此原理，窄带成像支气管镜可用于不典型增生、原位癌及早期肺癌的诊断。普通的鳞状增生中没有毛细血管网，而不典型增生的鳞状支气管上皮内可见明显增多的、扭曲而紧密排列的、复杂的毛细血管，称为血管原性鳞状不典型增生，后者是癌前病变的标志。普通白光支气管镜和普通荧光支气管镜均不能区分一般鳞状增生和血管原性鳞状不典型增生。因此，窄带成像支气管镜在肺癌高危人群支气管内发现复杂的血管网及各种大小的扭曲血管提示鳞状不典型增生，需进一步诊治。

自体荧光支气管镜有如此优势，那该如何合理使用它呢？荧光支气管镜的适应症主要是用于中央气道早期肺癌的诊断，包括：①临床高度怀疑肺癌者的诊断，检查并活检或筛取标本。高度怀疑肺癌者是指痰检发现癌细胞而白光支气管镜及影像学检查正常者，咯血、久治不愈的肺炎、持续咳嗽和 X 线胸片有阳性发现者，无症状的长期吸烟者（1 包／天，25 年以上）。②已确诊的肺癌患者术前检查及术后复查，确诊肺癌患者术前检查主要是确定手术微细边界，术后复查有无残留评估复发风险。

临床使用禁忌症方面，自体荧光支气管镜与普通白光支气管镜检查并无差异，患者无须接受特殊的药物注射或其他检查前准备。综上所述，对于原因不明的久咳、咯血、痰液脱落细胞学检查异常、长期重度吸烟者或者有肺癌家族史及胸部影像学检查异常者，在考虑普通支气镜检查的同时建议进行自体荧光支气管镜检查。

三、不足与展望

自体荧光支气管镜设备昂贵易坏，维修困难，这是高新技术的通病。此外，自体荧光支气管镜检查时间比普通支气管镜长，而且直观范围有限，对周围型肺癌诊断意义不大。

目前进一步的研究内容为努力缩小设备的体积，降低成本，提高操作的适用性及简便性。进一步的临床研究对系统（如 LIFE 系统）进行改进，包括用蓝色滤光器取代激光光源，自动测量红色—绿色自体荧光的比率以量化，减少操作者对颜色的主观判断的误差等。

四、总结

总之，自体荧光支气管镜是对普通白光支气管镜检查的一个技术突破，有其自身的技术优势——高度的灵敏性，可发现中央气道的癌前病变与早期肺癌。但是，自体荧光支气管镜检查直观范围有限，对周围型肺癌诊断意义不大。比如，支气管周围或黏膜下肿瘤难以被自体荧光支气管镜发现，较难用普通支气管镜作活检诊断，除了联合应用不同的技术，如刷检、钳取活检、洗涤／灌洗和针吸术来提高诊断率外，还需进一步用有相应技术优势的检查来弥补，如下一节要讲述的技术——超声支气管镜。

第五节 超声支气管镜在肺癌诊断中的应用

超声支气管镜（endobronchial ultrasound，EBUS）是超声显像与支气管镜技术相结合产生的一种新型内镜技术，是通过纤维支气管镜操作通道将高频超声微探头送入人工气道，并进行横断面环形扫描以获得超声图像的诊断技术。自 1992 年 Hurter 等首次报道并应用于临床以来，随着近年来技术设备改进、图像分辨率提高、气道和纵隔超声图谱的建立并完善等，该技术得到广泛的推广与使用。

一、发展及类型

超声支气管镜于 1992 年首次应用于临床，根据该技术的发展过程中超声探头的不同，可分为两种类型。

早期的超声支气管镜带直径 2mm 的径向探头，称径向探头超声支气管镜。超声图像分辨率达 0.1mm，可 360 度成像，主要检查外周（指亚段以下支气管）以及最大达 5cm 范围内的肺门及纵隔组织（如淋巴结）。超声显像下判断肿瘤侵犯管壁的深度、发现并评估气管或支气管旁病灶、判断外科手术切除范围，并综合上述特点初步鉴别良恶性。早期的超声支气管镜不带有穿刺通道，只能观察病灶并定好位后退出探头，送入毛刷或活检钳起到引导穿刺作用，无法进行实时监测下活检（见图 3 - 7）。

由于以上的弊端，后期发展为凸面探头超声支气管镜。该类型超声探头安装在支气管镜前端，顶端外径 6.9mm，超声检查作用与径向探头相同，但扫描范围只有 50 度，检查过程中需转动支气镜才可以完整地显示管周结构。凸面探头超声支气管镜最大的优势在于其带有穿刺活检通道，能够进行实时监测下活检，并可定格图像，测量病灶平面大小（见图 3 - 8）。凸面探头超声支气管镜特有的电子凸阵扫描多普勒模式可观察病灶及其周围的血管分布及血供情况，在大气道壁及周围组织病灶的穿刺活检过程中实时监测避免穿入血管。

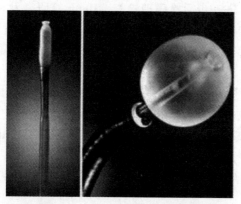

图 3 - 7　径向探头超声支气管镜

（左右分别为水囊未充盈和水囊充盈时的图像，超声探头可 360 度成像）

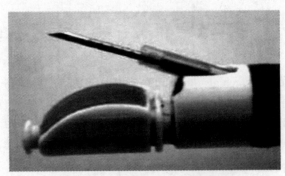

图 3 - 8　凸面探头超声支气管镜

（弧形斜面为超声探头，其背侧为水囊，充盈后可使超声探头紧贴气管壁，

探头根部带穿刺活检通道，可见穿刺针伸出）

二、优势

超声支气管镜将超声探头通过纤维支气管镜进入气道内并进行扫描成像，超声探测气道壁、管腔外邻近的肺组织和纵隔等结构。超声显像可清晰显示气道壁、纵隔及其周围组织的细微结构，将纤维支气管镜的观察范围从气管腔内扩展至腔外，极大地扩展了纤维支气管镜的观察与检查视野。超声支气管镜观察气道的范围从普通纤维支气管镜的 I ~ IV 级大气道扩展至外周直径 1.4 ~ 2mm 的小气道，并可显示邻近 4 ~ 5cm 范围内的组织结构，临床可用于判断气管外肿瘤是否累及纵隔、主动脉、腔静脉、肺动脉及其大分支。如超声支气管镜可以很好地显示并定位纵隔 1R、2、3、4、5、7 淋巴结区、双侧肺门及肺叶嵴间的病变，其诊断肺门淋巴结侵犯肺动脉的准确率可达 94%。

超声支气管镜对支气管壁的检查可清晰区分黏膜层、黏膜下层及软骨层。支气管壁的层状超声特点可用于诊断肿瘤良恶性。正常支气管壁在超声下分为 7 层，从管腔内壁到外膜分别为黏膜（高回声）、黏膜下层（低回声）、软骨层内层（高回声）、软骨层（低回声）、软骨层外面（高回声）、结缔组织（低回声）、外膜（高回声）。回声高低分布异常表明管壁结构异常，提示进一步活检病理检查。Herth 等研究发现以气道壁层状结构破坏程度作为诊断恶性肿瘤的标准，准确率可达 97%，甚至高于灵敏性极高的自体荧光支气管镜。因为自体荧光支气管镜对支气管内膜异常者有高灵敏性，而超声支气管镜尚可发现黏膜下有病变者。

Kurimoto N 等根据管壁外病灶肺组织超声图像的内部结构，即内部回声、血管和支气管是否通畅、高回声区域的形态，把病灶分为 3 类 6 个亚型。它们分别是：①I 型，均质型，Ia 血管通畅且细支气管通畅，Ib 没有血管和细支气管；②II 型，点状或弧线型强回声，IIa 没有血管，IIb 伴有通畅的血管；③III 型，异质型，IIIa 点状或短线状的强回声，IIIb 没有点状或短线状回声。同时，相关性研究表明 92% 的 I 型病灶为良性，II 型和 III 型病灶则 99% 为恶性。

三、EBUS – TBNA

特别值得提出的是，随着凸面探头超声支气管镜的临床应用，其介导的超声支气管镜引导下的经支气管针吸活检术（endobronchial ultrasound guided transbronchial needle aspiration，EBUS – TBNA）在临床迅速推广。EBUS – TBNA 是在超声图像实时引导下对气管、支气管周围病灶进行穿刺活检的技术，是超声支气管镜技术的精髓。EBUS – TBNA 于2007 年被美国国家综合癌症网络和美国胸科医师协会肺癌指南推荐为肺癌术前评估的重要工具，成为肺癌纵隔分期的新标准，极大限度地避免了不必要的手术探查。虽然仍有文章及观点认为纵隔镜是诊断肺癌淋巴结分期的金标准，但 EBUS – TBNA 的发展大有取代纵隔镜之势，是纵隔、肺门病变诊治中近年来的重大技术突破。

EBUS – TBNA 穿刺吸引针外径为 21G 或 22G，除了可取得中央型气管、支气管周围原发肿瘤的活检标本外，亦可用于纵隔、肺门淋巴结的穿刺活检，主要用于气管、主支气管周围相邻病灶的诊断以及纵隔肺癌淋巴结的分期。一直以来纵隔镜是传统纵隔淋巴结定性诊断的金标准，但其具有需全身麻醉、有手术创伤、可及纵隔淋巴结区域局限、不易重复进行等缺点。EBUS – TBNA 活检病理分期实现肺癌准确术前分期是其在肺癌领域最重要的应用。EBUS – TBNA 操作简单、微创，定位更加准确、灵敏，从而穿刺成功率不受淋巴结大小、位置的影响，可发现直径 2～3mm 淋巴结，而且穿刺不成功可重复穿刺。EBUS – TBNA 诊断气管外及纵隔肿瘤准确性高，明显高于胸部 CT 及 PET 检查。Herth 报道 502 例纵隔或肺门淋巴结肿大经 EBUS – TBNA 穿刺 572 个淋巴结，诊断敏感性为 94%，特异性为100%，阳性预防值为 100%，未发现明显并发症，优势明显。

EBUS – TBNA 于 2008 年被引入中国临床，近年国内不断有临床使用的相关文献报道，到目前为止未发现相关的严重并发症。EBUS – TBNA 是近年来肺癌诊断和分期方法中最重要的进展之一。临床主要用于活检取标本并病理诊断：①气管外肿瘤，②肺癌患者淋巴结分期，③不明原因的肺门或纵隔淋巴结肿大，④纵隔肿瘤。

EBUS – TBNA 术前准备同普通支气管镜检查。术前准备完成后先经常规支气管镜探查气道，吸引气道内产生的分泌物、出血。然后经口插入超声支气管镜，超声探头贴近气道壁，使探头沿待检查的支气管壁滑行。到达目标后，如探头与气道壁贴合不佳，可往水囊内注水，直到气道壁和周围的组织结构清晰可见。根据超声图像测量并计算病变大小、穿刺距离。多普勒超声区别病变与血管，观察穿刺周围血管情况。沿穿刺通道送入专用穿刺针，穿刺针进入目标淋巴结或病变部位后，在持续负压下进行反复多次抽吸，整个过程在超声图像实时监测下完成。根据穿刺出的标本情况决定穿刺次数，可重复 2～3次，或取到满意标本为止。穿刺术后患者禁饮 2 小时，观察 1 天并复查胸片以发现有无并发症。

四、临床应用

超声支气管镜临床应用包括诊断和治疗。当然，诊断和治疗的分类是相对的，超声支气管镜尤其是 EBUS – TBNA 在检查过程中同时具有治疗作用。超声支气管镜没有绝对的禁忌症，一些相对禁忌症同普通支气管镜检查。

（一）超声支气管镜的诊断应用

（1）诊断支气管肺癌。这是超声支气管镜的主要用途。超声探头可经气道或食道检查，判断支气管肺癌的大小、形状、生长方式、血流丰富与否，起到自体荧光支气管镜的作用，甚至灵敏性超过后者，此外尚可用于判断气管壁浸润程度，气管壁内或管腔外肿瘤则可判断肿瘤细胞在黏膜下的浸润深度，判断管腔外淋巴结及纵隔内组织的浸润、转移。对管腔内生长或管壁浸润致管腔完全阻塞者，超声支气管镜可判断阻塞之远端气道的开放程度，弥补了普通支气管镜无法观察到阻塞气管远端的弊端。超声支气管镜提高了支气管壁内以及管壁外肺癌的诊断率、敏感性。

（2）纵隔肿瘤及肺门淋巴结病变。这是 EBUS-TBNA 的最大优势所在。EBUS – TBNA 结合胸部 CT 等影像学检查，可准确判断肿瘤分期，对晚期肺癌制订治疗方案有帮助。术前分期准确与否直接关系到肿瘤治疗方案的准确性及预后。比如，我国一直以来大部分的 N2 期肺癌以外科治疗为主，但 5 年生存率仅为 15% 左右，其中最主要的原因是肺癌术前分期采用的是影像学分期而不是病理分期，尤其是纵隔 N2 淋巴结分期是判断患者能否手术治疗并决定预后的关键。同样，EBUS – TBNA 亦可用于患者术后有无残留、有无复发评估以及化疗后病情的重新分期。

（3）胸膜及邻近器官肿瘤。超声支气管镜经气道或食道检查可用于诊断甲状腺、心脏等的实体瘤。胸腔积液及肺不张时掩盖其内的病变，常规 X 线片及胸部 CT 不能发现这些病变，超声支气管镜可发现肺不张、胸腔积液甚至心包积液以及胸膜、心包内的实体肿瘤。

此外，超声支气管镜尚用于结节病、肺结核、胸腔内大血管畸形、气道重塑等的检查。对于这些良性弥漫性肺部病灶，超声支气管镜的影像显示出和病理组织良好的相关性，可定性诊断。因不作为本节的重点，在此不展开讲述。

（二）超声支气管镜的治疗应用

（1）肺癌治疗。超声支气管镜可准确判断肺癌临床分期、黏膜下浸润深度以及与隆突的距离，以决定治疗方案，若手术治疗则可确定手术切除线及切除范围。若获取标本作基因学检查，则可指导肺癌靶向治疗。

（2）指导气道内介入治疗。超声支气管镜可协助经纤维支气管镜的介入治疗。其中包括激光消融术、支架置入术、冷冻疗法、氩激光凝固疗法、光动力学治疗。超声定性在其中选择最适合的方案，操作过程中实时监测可减少手术风险及术后并发症。

（3）引流。EBUS – TBNA 可穿刺引流完全阻塞的气道远端气体或液体，以减轻气道阻塞。EBUS – TBNA 尚能对纵隔和肺门肿大坏死的淋巴结，以及纵隔内、气道旁的囊肿等进行引流。

五、存在问题及展望

超声支气管镜有如上所述的相对普通纤维支气管镜的各种优势，但亦存在一些不足。例如，超声支气管镜设备精密，价格昂贵，因其精密而易坏，维修困难及维护成本昂贵。又如，超声支气管镜管径粗大，只能经口入镜，增加了操作难度。更主要的是，超声支气管镜的技术难度大，操作者除了要熟练操作纤维支气管镜外，还必须掌握气管、支气管、纵膈的解剖知识以及超声图像知识。这使得超声支气管镜在医疗条件相对落后的广大基层地区难于普及。所以，目前超声支气管镜无法完全取代常规纤维支气管镜在肺癌诊治中的作用。但值得坚信的是，随着设备及技术的进一步发展，超声支气管镜尤其是 EBUS – TB-NA 在肺癌诊治中的适应症及作用将得到进一步的开发。

第六节　电磁导航支气管镜在肺癌诊断中的应用

一、电磁导航支气管镜的产生

电磁导航技术最早应用于神经外科、骨科及创伤、关节置换、耳鼻喉科等领域，2000年以来欧美发达国家相继使用了一项全新的诊断技术——电磁导航支气管镜（electromagnetic navigation bronchoscopy，ENB），并逐步证实了电磁导航支气管镜是一种安全的检查技术。虽然传统的支气管镜在肺癌的诊断与治疗上发挥了巨大的作用，但是对周围型肺癌的病变往往是诊疗的盲区。电磁导航支气管镜的问世，则将诊断的触角延伸至周围型肺癌的诊断。它将物理学、信息学、放射学技术和支气管镜检查相融合，既可准确到达常规支气管镜无法到达的肺外周病灶，又可取病变组织行病理检查，还可进行纵膈淋巴结评估，便于肺癌的分期。

二、电磁导航支气管镜的结构

电磁导航系统主要由 3 个主要部件组成：一块可以产生弱电磁场的电磁定位板（见图3 – 9①）；一个位于可弯曲导管上的微传感器——作为定位传感探头（见图 3 – 10②）；一台可以将 CT 图像进行虚拟仿真三维支气管重建的计算机，可进行图像处理和对弱磁场中的微传感器运动进行实时监控。

---

① 张骅，徐鹏，张民，苏仁意. 电磁导航支气管镜引导定位的临床应用. 中国组织工程研究与临床康复，2008，12（39）：7725 ~ 7728.

② 张骅，徐鹏，张民，苏仁意. 电磁导航支气管镜引导定位的临床应用. 中国组织工程研究与临床康复，2008，12（39）：7725 ~ 7728.

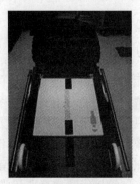

图3-9　电磁定位板放置工作台的头侧

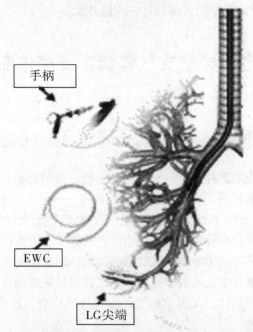

图3-10　传感器探头（尖端可以进行360°旋转）与导管合为
一体，导管作为操作通道
（在设备尖端连接的是旋转手柄和控制杆）

三、电磁导航支气管镜的操作原理

　　电磁导航支气管镜的工作原理是对 CT 获得的肺和支气管完整数字图像进行三维重建（见图3-11①），以创造支气管树结构的三维虚拟结构，由计算机控制定位通过活检针获取标本。由于计算机定位准确，可以大大提高活检的精确性，提高诊断阳性率。

---

① 张骅，徐鹏，张民，苏仁意. 电磁导航支气管镜引导定位的临床应用. 中国组织工程研究与临床康复，2008，12（39）：7725～7728.

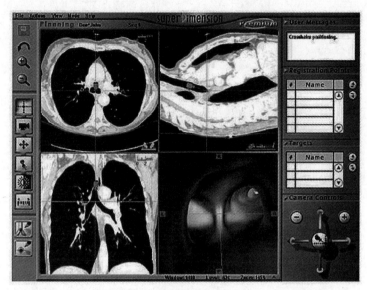

图 3 - 11　电脑根据 CT 影像重建三维 "地图" 并制订计划

　　患者先行 CT 检查，图像在计算机上经过处理，得到一幅反映出患者胸部病变部位以及支气管树的三维图。操作时患者躺在特定的电磁板上，也就相当于将患者的全胸部置于一个弱磁场当中，电磁探针经过气管镜导入，在气管隆突和支气管小隆突定标，并输入电脑与预先记录的肺 CT 数据进行整合，支气管镜操作者在活体内寻找预先设定的解剖标记，然后通过支气管镜工作通道插入电磁感应器，用后者接触这些解剖标记，电脑软件将预先装载和设定的数据叠加到新获得的支气管镜数据，这样，通过支气管镜下的图像显示，并与重建的三维支气管树及肺外周结节的位置进行对照，系统就能确认探头在三维空间的确切位置，通过电磁定位板反映在计算机软件中，计算出探针到达病变部位的最佳路径，并进行虚拟导航，从而引导探头到达病灶位置。

　　导航过程由一条可控导管（见图 3 - 10）完成，这条导管作为支气管镜的延伸工作通道。到达靶区后撤掉感应器，仅留下导管以便插入穿刺针、刷或活检钳取样本，操作者可以通过荧光透视实时调整和确认活检钳，避免在插入器械时延伸导管造成意外移动。操作中使用的带有可控探头的支气管镜见图 3 - 12①，实时导航与设计屏见图 3 - 13②。

　　① 张骅，徐鹏，张民，苏仁意. 电磁导航支气管镜引导定位的临床应用. 中国组织工程研究与临床康复，2008，12（39）：7725~7728.

　　② 张骅，徐鹏，张民，苏仁意. 电磁导航支气管镜引导定位的临床应用. 中国组织工程研究与临床康复，2008，12（39）：7725~7728.

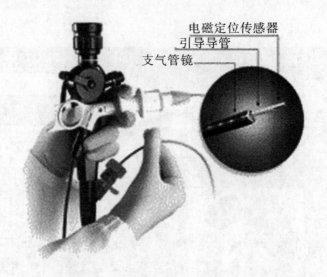

图 3 - 12　带有可控探头的支气管镜

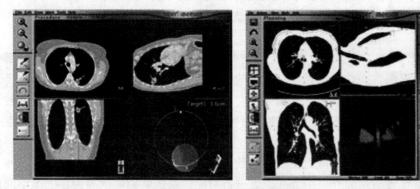

图 3 - 13　实时导航与设计屏

四、电磁导航支气管镜的应用

Gildea 等一项多中心前瞻性研究，对 40 例周围型小病灶 [（22.8 ±12.6）mm]，将电磁导航支气管镜应用于肺部周围病灶和纵隔淋巴结病变，平均操作时间（7 ±6）min，肺部病灶的取样成功率为 74%（40/54），纵隔淋巴结取样成功率为 100%（31/31），肺癌确诊率为 74.4%（32/43）。该研究认为电磁导航支气管镜可安全地获得具有诊断意义的纵隔淋巴结和外周的组织病变标本。电磁导航支气管镜结合 CT/PET 导航设备可以更好地扩展这种新的技术。Makris 等报道 40 例周围型小病灶 [平均直径（23.5 ±1.5）mm，距胸壁深度（14.9 ±2）mm]，除 1 例外，均在 ENB 引导下（无 X 线引导）到达病灶部位，62.5% 明确诊断。

美国学者 Eberhardt 等前瞻性地研究了电磁导航支气管镜对周围肺病变的诊断价值，该研究以主要终点为诊断率，次要终点为导航的准确度、操作时间和安全性，还分析了病变在肺叶的分布，以了解不同肺叶的诊断是否有差异。结果显示，在89例患者中，对92处周围肺病变进行了活检，诊断率为67%，而且不依赖于病变的大小，操作时间为（26.9±6.5）min，导航误差为（9±6）mm，右肺中叶病变的诊断成功率最高为88%。因此该研究认为电磁导航支气管镜可节省诊断时间和避免放射线的照射，并可提高诊断率。89例病例中仅有2例并发气胸，但均无须临床干预。Weiser等对5例肺门或纵膈淋巴结及4例肺部结节病灶利用ENB技术明确诊断，其中分别有2例和3例未定性肿大纵膈淋巴结均明确诊断。

Eberhardt等对118例经病理确诊的周围型肺癌的研究认为，支气管内超声和电磁导航支气管镜联合应用可将周围型肺部疾病的诊断率提高到88%，明显高于单一方法支气管内超声（EBUS）组（69%）和单一ENB组（59%）（$P < 0.05$），而且不增加并发症风险。德国Becker教授应用该系统对29处直径12~106mm、距胸膜平均19（0~40）mm的病变进行了穿刺，并与传统X光透视引导下经支气管活检作对照。结果显示，应用电磁导航系统使20例患者明确诊断（69%），其中15例为恶性，5例为良性；而另外9例患者由于解剖标识的不清或先前治疗所导致的支气管扭曲等原因，未能获得有效标本。而对照组仅有50%的患者明确诊断。该研究显示，应用电磁导航系统可安全地对肺外周结节性病变进行活检，有效地拓展了该技术在肺外周结节及纵膈淋巴结诊断中的应用范围。

使用ENB还可以进行介入治疗（如局部注射药物或行放射性粒子植入等）。近年来，德国学者采用电磁导航引导技术通过气管镜对周围型肺癌引入[192]Ir放射源，随访2年，9例患者中CR 5例，PR 4例。

很多学者认为单独应用ENB技术不会带来诊断操作造成的组织损害，亦不会增加气胸的发生风险，且单独使用ENB较常规支气管镜对早期周围型肺癌有更高的阳性率，并且可减少患者接受辐射的时间，从而避免X射线对人体的伤害，且其临床操作过程安全性较高，无严重并发症。

电磁导航系统具有导航定位精确、无射线辐射伤害、使用方便、无须使用造影剂等优点，集仿真支气管镜与可弯曲支气管镜的优点于一身，在肺癌早期诊断方面有一定的应用前景价值，目前ENB设备已通过美国FDA认证，并在美国及欧洲300多家医疗机构成功应用于临床，国内由于价格昂贵和技术条件的限制，目前尚未普及使用，但在当今对医疗服务质量要求日益提高的情况下，用尽可能少的花费和较小的创伤代价提供最高质量的诊断和治疗是必然趋势，电磁导航支气管镜技术的普及是介入性肺病学发展历史上一个长足的飞跃。

第七节　仿真支气管镜在肺癌诊断中的应用

一、仿真支气管镜的产生

随着科技的发展，多排螺旋CT技术广泛应用于临床各个学科，CT仿真内窥镜技术就是其中之一，目前主要用于鼻腔、喉管、气管、支气管、胃肠道、输尿管、膀胱、血管等中空器官内病变的显示，逼真的图像不仅可为临床全面细致地认识病变提供依据，更可为医学教育提供清晰的三维解剖图像。

CT仿真支气管镜（computed tomography virtual bronchoscopy，CTVB）始于1994年Vining等的首次报道，它是螺旋CT扫描和计算机仿真技术的结合，通过对CT图像的重建和处理，可以得到气管内的立体图像，酷似纤维支气管镜内观察的动态图，由此可获得各级气管内三维动态解剖图。与常规胸部螺旋CT仅显示各个横断面图像、对支气管管腔缺乏连续观察且较难辨认相比，CTVB能连续观察到管腔表面，图像直观而生动，深入到较大的亚段支气管，对Ⅲ级以上支气管的显示率达100%，与纤维支气管镜相比，其优势在于可对远端支气管进行观察，可以看到纤维支气管镜所不能到达的盲区，具有不用插管、无创伤性、副作用小等优点，因此这种非侵入性的成像技术已成为评价气道病变的重要方法。

二、仿真支气管镜的操作原理

CT仿真支气管镜操作原理是使用气道3D成像的技术，通过薄层螺旋CT扫描数据获得原始容积数据，经计算机处理后重建成模拟气道三维立体影像，通过连续观察管腔内表面，将观察点置于气管、支气管内，任意在管腔内探查和漫游，并深入到较大的亚段支气管内，酷似纤维支气管镜所见，所示图像直观而生动。通过图像重建，可进入5~7级支气管，对远端支气管进行观察。随着CT扫描技术的发展及计算机图像处理软件的不断开发，呼吸运动、扫描层等因素对重组图像质量的影响显著减少，使得CTVB图像越来越接近纤维支气管镜的表现。由于CTVB采用了容积再现技术，可以通过横断面、冠状面、矢状面、透明技术影像清晰地显示出支气管树形态、支气管树内面、支气管树腔外解剖结构及病变与周围组织器官的关系，从而诊断肺癌以及判断腔外其他病变对气管、支气管的浸润。

三、仿真支气管镜的操作方法

CT仿真支气管内镜成像按以下3个步骤来完成：①选择扫描参数。②预处理原始图像。③重建仿真内镜图像。

1. 选择扫描参数

影像图像质量最重要的因素是选择扫面参数，如选用不当，则会使观察对象产生几何变形，夸大或低估支气管的狭窄程度及病变的范围，曝光量太大，则对患者产生损伤。调节CT阈值和透明度，消除不需观察的影像，使其组织透明度变为100%或略低，保留需要观察的气管、支气管内表面的图像，使其透明度变为0或略高。Hopper等报道，最合适的扫描参数是层厚3mm，螺距1:1，扫描时间小于30s，重叠大于扫描层厚的60%重建，为了避免病变大小和形态失真的最佳阈为病变与空气的中位数，其值为-500HU。

2. 预处理原始图像

在原始数据的采集上，CT仿真支气管镜所需的扫描方式为连续容积扫描。

3. 重建仿真内镜图像

利用计算机的软件模拟导航技术进行气管腔内透视，通过调整视屏距、视物距、视角，再加上伪彩色，可达到类似纤维支气管镜的效果。

四、仿真支气管镜的应用

CTVB 利用支气管腔内充满低密度气体与软组织管壁密度差较大，经螺旋 CT 扫描获得的容积数据进行处理，获得气管、支气管腔内壁的三维透明模型，清楚地显示气管及 1～3 级支气管内的解剖结构，并完整地提供气道内、外病变情况。如气管、支气管的形态、走行、分布、管腔是否狭窄、有无局限隆起、异物、狭窄、腔内肿物、肿胀等病变。

吕方方等的研究认为 64 排 CT 仿真支气管镜对管腔内的病变具有很高的敏感性，对中央型肺癌腔内占位或腔外压迫所致的支气管狭窄的发现率较高，通过评估肿瘤浸润范围以及有无淋巴结转移等作出定位和定量诊断，为手术方案的选择、治疗后疗效判断及术后残端肿瘤的复发监控提供客观依据。

Lawler 等对比研究了 CTVB 与纤维支气管镜（FBS）后提出，CTVB 可以很好地显示支气管内的主要病变，如癌腔内肿块、局限性隆起、管腔狭窄及管壁增厚等形态改变，它的优势在于可以穿过狭窄区，从不同角度和从狭窄或阻塞远端观察病灶，通过双向观察狭窄远端的区域，测量狭窄段的距离，观察纤维支气管镜不能到达的部位，成为纤维支气管镜的重要补充。李海军等对 58 例经病理确诊的肺癌病例回顾性地研究比较了 CTVB 检查与纤维支气管内窥镜的检查结果，发现 CTVB 与纤维支气管镜两者的符合率为 91.5%，CTVB 在发现管内型肺癌和管外型肺癌方面较敏感，对中度以上管腔狭窄敏感，而对管壁型肺癌的敏感性较低，特别是对由炎症、肺不张引起的支气管狭窄，气管表面的黏膜充血、水肿、增厚、糜烂、色泽、管腔浸润性狭窄难于作出判断。李晓明等通过对 64 排 CTVB 与纤维支气管镜进行对比分析，发现 13 例管内型及 3 例管外型肺癌 CTVB 检查均与纤维支气管镜相符合，敏感性较高。在肺癌所致管腔狭窄和管腔内肿瘤生长方面，CTVB 具有与纤维支气管镜相同的诊断价值，且 CTVB 在检查肺癌所致管腔狭窄部位远端支气管方面明显优于纤维支气管镜。黄信刚等对 8 例在纤维支气管镜检查时因病变部位狭窄而无法通过、远端情况不清，尤其是其中 2 例气管癌患者，因涉及肿瘤侵犯的气管长度不能确定而影响能否进行手术，而经 CTVB 则完全可经过狭窄处，观察远端显示出气管内肿块范围、距隆突距离、狭窄段长度及气管外貌，为手术提供了重要的参考资料。

G M Weiner 等对 28 例共 50 个于纤维支气管镜下不可见的纵膈和肺门病变［平均短轴直径（14±5）mm，范围为 6～38mm］进行了支气管细针抽吸活检术（TBNA），结果显示用 CT 仿真支气管镜检查引导，50 个病变中有 29 个病变穿刺成功；而仅用横断位 CT 引导，只有 15 个病变命中（$P < 0.05$）。由此可见，通过 CT 仿真支气管镜定位有助于改善经支气管镜不可见的纵膈和肺门病变，经 TBNA 的引导，能够提高命中率，仿真支气管镜引导定位命中率高于传统的横断位 CT 引导定位法，且不依赖于病变大小和位置。

Asano F 等①报道，现已研制成功虚拟支气管镜引导系统（VBN），可引导做超细支气管镜活检，超细支气管镜可进入到第 5～8 级支气管，适用于肺外周型小病灶（直径为1～2mm）的取材活检，提高肺癌早期诊断率。

同纤维支气管镜相比，CT 仿真支气管镜有着很多固有的优势。首先，纤维支气管镜是一种侵入性的诊疗技术，受检者需承受一定的痛苦，有一定的禁忌症，且纤维支气管镜仅能观察气管支气管内表面黏膜，无法观察管壁外结构，无法判断病灶向外的侵犯范围。而 CT 仿真支气管镜具有无创性和可重复性的特点，对纤维支气管镜禁忌者也可以适用。其次，纤维支气管镜往往到达狭窄口就无法进一步检查，而 CT 仿真支气管镜则可越过狭窄或阻塞段支气管观察其远端支气管管腔，可进入纤维支气管镜无法进入处。最后，CTVB 的检查时间短，整个检查过程只需几分钟时间，比纤维支气管镜快 10～20min，大大提高了检查工作效率。CTVB 可以模拟并多次重现纤维支气管镜过程，图像更直观，数据更易于保存。

320 排螺旋 CT 的发展为 CT 仿真支气管镜技术奠定了更坚实的基础。它的优势主要体现在实现了较短的时间内获得更多的薄层扫描图像，而图像质量最重要的因素是原始 CT 横断面图像的层厚，随着层厚的减薄和空间分辨率的提高，CT 仿真支气管镜效果更加逼真。

当然，作为一项新兴技术，CT 仿真支气管镜同纤维支气管镜相比还存在着一定的不足。首先，CT 仿真支气管镜与纤维支气管镜均可观测气管支气管的内表面，但 CT 仿真支气管镜的分辨率低于纤维支气管镜，这是由于纤维支气管镜是肉眼的直视图，而 CT 仿真支气管镜是无法达到的。其次，CTVB 对黏膜颜色变化不能区别，组织特异性较差，对小的局限性和沿黏膜生长的病变不能区分。有文献报道 CTVB 对 <5mm 病变检出的敏感性较低，而对 >5mm 病变检出的敏感性较高。另外，受心跳、呼吸等运动伪影的影响和支气管内黏稠的分泌物可产生 CT 仿真支气管镜图像上支气管狭窄的假象，容易造成误诊、漏诊。因此，目前 CT 仿真支气管镜尚不能完全取代纤维支气管镜，而应该作为纤维支气管镜的有效补充诊断方法。

参考文献

［1］McDowell E M. *Lung Carcinomas*. New York：Churchill Livingstone，1987.

［2］林耀广，刘春艳，王虹等. 肺癌在支气管镜下的特征. 中华内科杂志，1998，37（4）：235～238.

［3］朱元钰，陈文彬. 呼吸病学. 北京：人民卫生出版社，2002.

［4］罗慰慈. 现代呼吸病学. 北京：人民军医出版社，1997.

［5］卜智斌，王勇，蔡长友等. 纤维支气管镜在肺癌诊断中的应用. 现代肿瘤医学，2009，17（11）：2132～2134.

［6］中华医学会呼吸病学分会. 诊断性可弯曲支气管镜应用指南（2008 年版），中华

---

① Asano F, Matsuno Y, Shinagawa N, et al. A virtual bronchoscopic navigation system for pulmonary peripheral lesions. *Chest*, 2006, 130 (2)：559–566.

结核和呼吸杂志，2008，31（1）：14~17.

［7］陈康．支气管镜原理及应用．医疗设备信息，2007，22（1）：37~38.

［8］李利华．经电子支气管镜诊断肺癌 84 例临床分析．河南医学研究，2011，20（2）：148~149.

［9］Gao L, Asmitanand T, Ren H, et al. Fiber – optic bronchoscope and detection of lung cancer: A five year study. *Neoplasma*, 2012, 59（2）：201 –206.

［10］李运，李晓，隋锡朝等．自发性荧光电子支气管镜与普通白光电子支气管镜在中心型肺癌气道检查中的价值比较．中国胸心血管外科临床杂志，2011，18（1）：11~15.

［11］Roth K, Hardie J A, Andreassen A H, et al. Predictors of diagnostic yield in bronchoscopy: A retrospective cohort study comparing different combinations of sampling techniques. *BMC Pulm Med*, 2008, 8（1）：2.

［12］曹书颖，曹书虹，左竹林等．纤维支气管镜检查在细支气管肺泡癌诊断中的意义．中国煤炭工业医学杂志，1999，2（1）：81~82.

［13］王瑞，韩建京，姚计方等．经支气管镜针吸活检在肺癌分期中的作用．中国肺癌杂志，2002（5）：284~286.

［14］Schenk D A, et al. Transbronchail needle aspiration in the diagnosis of bronchogenic carcinoma. *Chest*, 1987, 92：83.

［15］Witte M C. Incidence of fever and bacteremia following transbronchial needle aspiration. *Chest*, 1986, 89：87.

［16］荣福，王国本．经纤支镜针吸活检的临床应用．中华结核和呼吸杂志，1998，21（10）：581~583.

［17］宋玮，李梅梅，程宁等．经支气管镜针吸活检112 例结果分析．南京医科大学学报，2012，32（1）：106~108.

［18］高媛，秦军，杜志强．经纤维支气管镜针吸活检在肺癌诊断中的价值探讨．中国内镜杂志，2008，14（10）：1053~1055.

［19］Walid A Baaklini, Mauricio A Reinoso, Arnold B Gorin, et al. Diagnostic yield of fiber-optic bronchoscopy in evaluating solitary pulmonary nodules. *Chest*, 2000, 117：1049 –1054.

［20］王国本．肺部疾病的活检术．周重范等译．北京：北京出版社，1992.

［21］李秀环，李蕾，王健．纤支镜检对肺癌肺结核的诊断与鉴别诊断．中国内镜杂志，2002，8（10）：50~52.

［22］张齐．经支气管镜肺活检诊断细支气管肺泡癌 20 例临床分析．中国内镜杂志，2003，9（8）：86~89.

［23］王洪武．电子支气管镜的临床应用．北京：中国医药科技出版社，2009.

［24］Haussinger K, Becher H, Stanzel F, et al. Autofluorescence bronchoscopy with white light bronchoscopy compared with white light bronchoscopy alone for the detection of precancerous lesions: A European randomised controlled multicenter trial. *Thorax*, 2005, 60（6）：496 –503.

［25］Chen W Z, Gao X F, Tian Q, et al. A comparison of autofluorescence bronchoscopy and white light bronchoscopy in detection of lung cancer and preneoplastic lesion： A meta-analysis. *Lung Cancer*, 2011, 73： 183 –188.

［26］Hanibuchi M, Yano S, Nishioka Y, et al. Autofluorescence bronchoscopy, a novel modality for the early detection of bonchial premalignant lesion. *J Med Invest*, 2007, 54 （34）： 261 –266.

［27］Tom G, Sutedja, Henk C, et al. Autofluorescence bronchoscopy improves staging of radiographically occult lung cancer and has impact in therapeutic strategy. *Chest*, 2008, 143 （10）： 1327 –1332.

［28］Furuya T, Ikeda N, Okada S, et al. Autofluorescence of bronchial tissue. *J Jpn Soc Laser Sueg Med*, 2008, 50 （3）： 75 –80.

［29］Zaric B, Perin B, Stojsic V, et al. Detection of premalignant bronchial lesions can be significantly improved by combination of advanced bronchoscopic imaging techniques. *Ann Thorac Med*, 2013, 8 （2）： 93 –98.

［30］Davisi D, Di Tommaso S, De Vico A, et al. Early diagnosis of lung cancer using a SAFE –3000 autofluorescence bronchoscopy. *Interact Cardiovasc Thorac Surg*, 2010, 11 （6）： 740 –744.

［31］Cetti E J, Nicholson A G, Singh S, et al. An evaluation of a videobronchoscopy-based autofluorescence system in lung cancer. *Eur Respir J*, 2010, 35 （5）： 1185 –1187.

［32］Kennedy T C, Lma S, Hirsch F R. Review of recent adcances in fluorescence bronchoscopy in early localization of central airway lung cancer. *Oncologist*, 2001, 6 （3）： 257 –262.

［33］张杰. 支气管新技术的评价. 国际呼吸杂志, 2011, 31 （16）： 1201 ~1207.

［34］Yasufuku K, Nakajima T, Fujiwara T, et al. Role of endobronchial ultrasound-guided transbronchial needle aspiration in the management of lung cancer. *Gen Thorac Cardiovasc Thora surg*, 2008, 56 （6）： 268 –276.

［35］裴迎华, 张杰, 王娟等. 超声支气管镜引导下支气管针吸活检对纵膈及肺门病变诊断的应用. 中华医学超声杂志, 2012, 9 （9）： 827 ~831.

［36］Herth F J, Eberhardt R, Vilmann P, et al. Real-time endobronchial ultrasound guided transbronchial needle aspiration for sampling mediastinal lymph nodes. *Thorax*, 2006, 61： 795 –798.

［37］Herth F J, Becker H D, Locicero J, et al. Endobronchial ultrasound improves classification of suspicious besions detected by autofluorescense bronchoscopy. *J Bronchol*, 2003, 10 （4）： 249 –252.

［38］Dhand S, Krimsky W. Bronchogenic cyst treated by endobronchial ultrasound drainage. *Thorax*, 2008, 63： 386.

［39］任红岩, 陈正贤, 黄禹. 支气管内超声在呼吸系统疾病中的应用现状. 国际呼吸杂志, 2011, 31 （16）： 1277 ~1280.

［40］韩宝惠. 超声支气管镜临床应用进展. 中华医学会第五届全国胸部肿瘤及内窥镜学术会议论文汇编, 2011. 22 ~26.

［41］Varela – Lema，L，Femandez – Villar A，Ruanao – Ravina A. Effectiveness and safety of endobronchial ultrasound – transbronchial needle aspiration：A systematic review. *Eur Respir J*，2009，33（5）：1156 – 1164.

［42］Shrager J B. Mediastinoscopy：Still the gold standard. *Ann Thorac Surg*，2010，89：S2084 – S2089.

［43］Almeida F A. Bronchoscopy and endobronchial ultrasound for diagnosis and staging of lung cancer. *Cleve Clin J Med*，2012，79，Electronic Suppl 1，Es11 – Es16.

［44］Kokkonouzis L，Strimpakos A S，Lampaditis L，et al. The role of endobronchial ultrasound in lung cancer diagnosis and staging：A comprehensive review. *Clinical lung cancer*，2012，13（6）：408 – 415.

［45］Kurimoto N，Murayama M，Yoshioka S，et al. Analysis of the internal structure of peripheral pulmonary lesions using endobronchial ultrasonography. *Chest*，2002，122（6）：1887 – 1894.

［46］周婷，梁标. 支气管镜在肺癌早期诊断中的应用进展. 实用医学杂志，2009，25（9）：1349 ~ 1350.

［47］Gildea T R，Mazzone P J，Karnak D，et al. Electromagnetic navigation diagnostic bronchoscopy：A prospective study. *Am J Respir Crit Care Med*，2006，174（9）：982 – 989.

［48］Makris D，Scherpereel A，Leroy S，et al. Electromagnetic navigation diagnostic bronchoscopy for small peripheral lung lesions. *Eur Respir J*，2007，29（6）：1187 – 1192.

［49］Eberhardt R，Anantham D，Herth F，et al. Electromagnetic navigation diagnostic bronchoscopy in peripheral lung lesions. *Chest*，2007，131（6）：1800 – 1805.

［50］Weiser T S，Hyman K，Yun J，et al，Electromagnetic navigational bronchoscopy：A surgeon's perspective. *Ann Thorac Surg*，2008，85（2）：S797 – S801.

［51］Eberhardt R，Anantham D，Ernst A，et al. Multimodality bronchoscopic diagnosis of peripheral lung lesions：A randomized controlled trial. *Am J Respir Crit Care Med*，2007，176（1）：36 – 41.

［52］Becker H D，McLmore T T，Harms W. Electromagnetic navigation and endobronchial ultrasound for brachytherapy of inoperapble peripheral. 15th World Congress for Bronchology（Abstract），Japan，2008.

［53］Becker H D，Harms W. Navigated bronchoscopy and endobronchial ultrasound for brachytherapy of inoperable peripheral lung cancer：A feasibility study. *Chest Meeting Abstract*，2007，132：452.

［54］Harewood G，Pascual J，Raimondo M，et al . Economic analysis of combined endoscopic and endobronchial ultrasound in the evaluation of patients with suspected non-small cell lung cancer. *Lung Cancer*，2010，67（3）：366 – 371.

［55］Herth F J，Eberhardt R. Flexible bronchoscopy and its role in the staging of non-small cell lung cancer. *Clin Chest Med*，2010，31（1）：87 – 100.

［56］Vining D J，Shifrin R Y，Haponik E F，et al. Virtual bronchoscopy. *Radiology*，

1994，193：261.

[57] DeWever W，Vandecaveye V，Lanciotti S，et al. Multidetector CT generated virtual bronchoscopy：An illustrated review of the potential clinical indications. *Eur Respir J*，2004，23：776.

[58] 周凤丽，孟晓春，毕筱刚等. 支气管肺癌仿真内镜与纤维支气管镜检查的对比研究. 中国内镜杂志，2004（2）：21.

[59] Hopper K D，Lyriboz T A，Mahraj R P，et al. CT bronchoscopy optimization of imaging parameters. *Radiology*，1998，209：872.

[60] Summers R M，Shaw D J，Shelhamerl J H. CT virtual bronchoscopy of simulated endobronchial lesions：Effect of scanning，reconstruction，and display setting and potential pitfalls. *AJR*，1998，170：947.

[61] 李博，崔有斌，崔瑜等. CT 仿真支气管镜的临床应用展望. 吉林医学，2007，28（6）：723～724.

[62] 吕方方，卢刚，张泉等. 64 排 CT 仿真支气管镜诊断呼吸道疾病的临床研究. 临床放射学杂志，2012，31（4）：511～512.

[63] Lawler L P，Fishman E K. Multidetector row CT of thoracic disease with emphasis on 3D volume rendering and ctangiography. *Radiographics*，2001，21（5）：1257–1273.

[64] 李宝平，周云芝，邓茂松等. 多排螺旋 CT 气管、支气管仿真影像学的临床应用. 临床肺科杂志，2007（12）：56.

[65] 李海军，余红军，李林. CT 仿真内窥镜与纤维支气管镜对肺癌的研究. 华西医学，2007，22（4）：773～775.

[66] 李晓明，陈桦，金科等. CT 仿真支气管镜在儿童呼吸道异物诊断中的应用. 医学临床研究，2008（10）：1766.

[67] 黄信刚，王云华. 螺旋 CT 仿真支气管镜与纤维支气管镜检查在较大气道病变诊断中的应用比较. 中国内镜杂志，2005，11（1）：27～29.

[68] G M Weiner，K Schulze，B Geiger，H Ebhardt，K J Wolf，T Albrecht. CT bronchoscopic simulation for guiding transbronchial needle aspiration of extramural mediastinal and hilar lesions：Initial clinical results. *Radiology*，2009，250（3）：923–931.

第四章　支气管镜在肺癌治疗中的应用

　　肺癌的发病率和死亡率逐年增加，某些地区肺癌已跃居恶性肿瘤发病和死亡的第一位。肺癌患者常伴有严重的呼吸道阻塞。经支气管镜进行支气管腔内治疗是解除晚期肺癌气道阻塞的有效方法。随着介入性肺病学在肺癌诊疗中的开展、介入治疗技术的改进和对肺癌认识的深入，经支气管镜介入治疗气道阻塞已成为主要的治疗措施之一。目前，利用支气管镜可以在气道内病变部位进行激光消融、射频消融、超声聚焦刀、微波消融、冷冻消融、氩等离子体电凝消融、高频电刀、氩气刀等治疗肺癌，通过上述物理消融的方法可对缓解肺癌患者气道阻塞、改善患者通气功能和提高生活质量有作用。这些介入性肺病学技术早在 2001 年已经列入美国综合肿瘤网络中心（National Comprehensive Cancer Network）的治疗非小细胞肺癌和小细胞肺癌指南。

　　由于支气管镜对于肺部肿瘤治疗主要是缓解气道阻塞，减轻呼吸系统症状。患者的术前评估需要考虑以下因素：① 是否合并慢性阻塞性肺病（COPD）和心衰；② 是阻塞还是病变侵袭引起的远端病变；③ 如出现恶性胸腔积液和肺动脉受累，则治疗效果较差。经支气管镜去除肿瘤只适用于腔内病变，腔外病变则受限。经过治疗，不仅患者主观症状缓解，客观指标如肺功能也得到进一步改善。

第一节　支气管镜下物理消融治疗肺癌

一、支气管镜下激光消融治疗肺癌

（一）概述

1. 激光的定义及特性

　　激光是指光的受激辐射放大（light amplification by stimulated emission of radiation，简称Laser）。激光与普通光源如太阳、火焰、白炽灯等发出的光没有本质上的差别，但处于激发态的原子，受到外来光子的刺激（或者说感应）时，可引起由高能量级向低能量级跃迁，同时发出一个光子，光子一变为二，当大量特征相同的光子聚集时就形成光束，所以它和普通光有着显著不同的特性。它具有辐射亮度极高、方向性强、单色性和相干性等特点。激光的发射角很小，所以有很好的方向性，良好的方向性意味着可以把光束传播到很远的距离而保持足够的强度，从而保障了激光的高亮度和被照处高的辐照度，同时激光的发光面积小，发光的时间短，加强了激光的亮度，达到切割、汽化、碳化的效果。

2. 医用激光的种类

激光器的种类很多。激光器通常由三部分组成，即工作物质、谐振腔和激励能源。激光器通常以这三部分来进行分类，一般按工作物质或工作方式来分类。按工作物质可分为：①气体激光器，如 He－Ne 、CO_2、N_2、Ar^+、He－Cd 激光器；②液体激光器，如染料激光器等；③固体激光器，如红宝石激光器、掺钕钇铝石榴石激光器（简称 Nd：YAG 激光器）、钕玻激光器；④半导体激光器，如 GaAs 激光器。按工作方式，即按激光持续时间的长短可分为连续激光器、脉冲激光器及巨脉冲激光器。按激励能源方式可分为放电激励、光激励、热激励、化学激励器等。常用于治疗气道内病变的激光器主要有 Nd：YAG 激光器；CO_2激光器及钬激光器：钬—钇—铝石榴石（Holmium Yttrium-Aluminum-Garnet，Ho：YAG）。

（1）掺钕钇铝石榴石激光器。

掺钕钇铝石榴石激光（Nd：YAG 激光）器的基质为钇铝石榴石（Yttrium－Aluminum－Garnet，简写 YAG）晶体，掺入一定比例的钕（Nd_2O_3）作为激活离子，利用氪闪烁光源激活，是一种连续激光器。特点：波长 1 064nm，近红外线光，输出功率可从几瓦到 100 多瓦，可用来凝固、汽化、切割等治疗；也可用光导纤维传输，方便导入腔内治疗；对机体组织的穿透能力强，对内径 3～4mm 的血管也能产生热凝结，凝血效果好，特别适宜深部血管较密部位的切割，因此 Nd：YAG 激光在治疗腔内病变方面具有比较好的优势。水吸收系数小，在组织中穿透深，易散射，造成广泛的热损伤，可造成深达 4～6mm 的凝固坏死，止血效果好，但不具备切割功能。此外，Nd：YAG 激光采用连续波方式，热量的产生是连续的，故其所发出的热使组织坏死深度难以控制及预计，是它的不足。

（2）二氧化碳激光器。

二氧化碳激光器是一种气体激光器，是临床上目前用得最多的激光器之一。工作物质为 CO_2，还有 N_2、He、H_2 及 Xe 等辅助气体，通过激光管放电激励，也是一种连续激光器。特点：波长 10.6μm，中红外线光，不可见；输出功率相当高，可从几十瓦到几千瓦；生物组织对 10.6μm 的红外线光吸收系数很大，热效应好，能较好地封闭血管，表浅止血效果显著，CO_2 激光更易被水吸收，消融组织深度浅，只有 0.05mm，热损伤范围小，但在血管丰富区余热穿透深度不足以凝固止血。对术中直径大于 0.5～1mm 的血管不易控制，对深部血管封闭较差；它无法应用光导纤维传导能量，不适于弯曲的内镜治疗，仅适用于硬质支气管镜介导下的喉部或近端大气道病变的治疗，对远端支气管病变的治疗无能为力。

（3）钬激光器。

钬—钇—铝石榴石（Holmium Yttrium－Aluminum－Garnet，Ho：YAG）激光器，简称钬激光器。钬激光器的基质也为钇铝石榴石（YAG），掺入钬离子（Ho）作为激活离子，利用氪闪烁光源激活而产生，是一种脉冲式激光。波长为 2 140nm，近红外线激光，恰位于水的吸收范围。激光的脉冲时间为 0.25ms，远远小于组织的热传导时间（1ms），故对周围组织热损伤极小，组织穿透深度小于 0.4mm，其余热损伤深度仅达 0.5～1.0mm，组织的凝固与坏死局限于 3～4mm。钬激光在水中有很高的吸收系数，因为组织主要由水组成，所以主要的能量集中在表层，使激光具有极好的切割能力和组织切除能力，在组织切割过程中对于直径为 1mm 的血管也可以进行止血，止血效果好，止血时间是电刀的 1/14，止血效果是电刀的 2~4 倍。钬激光是一种固态激光，它结合了 CO_2 激光及钕激光的特性，使用同一装置既可切割组织，也可凝固止血。钬激光经由氧化硅石英光纤传导，这种光纤是可曲性的，故可应用于腔镜外科。随着内窥镜技术及钬激光技术本身的不断改进，相信钬激光在呼吸内镜领域将会得到更多、更广泛的应用。

3. 医用激光器及支气管镜介导下激光治疗气道内病变的发展简史

1960 年 7 月，Maiman 成功研制出世界上第一台红宝石激光器，1961 年世界上第一台医用激光机在美国问世，即红宝石视网膜凝固机，以后 He－Ne 激光器、氩离子激光器、CO_2 激光器、掺钕钇铝石榴石激光器等相继问世，并逐步扩展到医学各个领域。经支气管镜激光治疗呼吸道病变始于 20 世纪 70 年代。70 年代早期，Strong 和 Jaka 首先应用 CO_2 激光治疗严重的喉部疾患，并取得了满意的疗效。1973 年 Strong 等正式应用经支气管镜 CO_2 激光治疗支气管内病变，不久 LaForet 等应用 CO_2 激光治疗气管内恶性肿瘤，患者的呼吸困难立即得到显著改善。CO_2 激光没有合适的光导纤维耦合，也不能经内窥镜直视下治疗气道内病变，只适用于毛细血管出血的止血，对肿瘤大出血的止血无效。为弥补 CO_2 激光的局限性，1982 年 Toty 等开始应用 Nd：YAG 激光，Nd：YAG 激光可以应用石英光导纤维传导能量，可以直视下通过支气管镜治疗气道内病变，经过二十多年的临床应用，已证明了激光治疗的有效性及安全性。目前临床上主要应用 Nd：YAG 激光治疗气管—支气管内阻塞性疾病，随着钬激光技术本身的不断改进，钬激光在呼吸内镜领域将会得到更多、更广泛的应用。激光对于气道内阻塞性疾病的治疗具有独特的优势，能快速打通气道，改善患者肺功能，显著提高患者的生活质量，在某些情况下能延长患者的寿命。

4. 支气管镜介导下激光治疗气道内病变的原理

当激光照射到生物组织时，可出现光的吸收、反射、传导和扩散四种生物效应。激光照射活体组织时，一部分被组织吸收，光能可转化为热能而产生一系列组织变化，如细胞水肿与死亡、蛋白凝固、组织水沸腾、脱水组织燃烧等（见表 4－1）。局部组织温度与局部组织所吸收的激光总量及生物组织本身的特性有关，局部组织所吸收的激光与所用的激光的波长及功率，激光与照射组织间的距离和角度，激光的照射时间等因素有关。激光照射活体组织时，另外一部分可经组织传导和扩散产生后效应。任何能吸收激光并产生热效应的组织均能应用激光治疗，加上能通过光导纤维传导的激光的发明，激光可通过内窥镜治疗内腔疾病。经支气管镜激光治疗，主要利用激光的热效应，使受照射组织出现凝固、汽化或碳化而达到消除病变的目的，缓解气道阻塞，减轻呼吸系统症状。

表 4－1　激光治疗组织学变化与内窥镜所见

温度（℃）	组织学变化	内窥镜所见
43~48	细胞死亡，水肿，内皮损伤和血管扩张	局部充血、水肿
55~60	蛋白凝固	组织灼伤呈灰棕色，血液呈黑色
80	变性胶原纤维挛缩、血管收缩	组织皱缩
100	组织水沸腾	组织汽化、产生烟雾
210 以上	脱水组织燃烧	组织碳化、汽化，表面留下一个坑

（二）方法与步骤

1. 适应症

原则上，只要支气管镜能看得见的气道内阻塞性疾病，及各种原因引起的气道内狭窄，用光导纤维能对位准确，便于操作的部位均可以应用激光治疗。因此，气管支气管内原发与转移性恶性肿瘤，包括原发性支气管肺癌、肉瘤、癌肉瘤、畸胎瘤、淋巴瘤、浆细胞瘤、类癌、腺样囊性癌等。对恶性肿瘤一般用于失去手术机会的或肿瘤晚期病变阻塞大气道造成呼吸困难者，激光可以立即打通阻塞、改善通气，快速完全或部分缓解呼吸困难。

2. 病变部位

气管、隆突、左右主支气管、中间支气管、某些段支气管开口处的病变均可以应用激光治疗（见图4-1）。

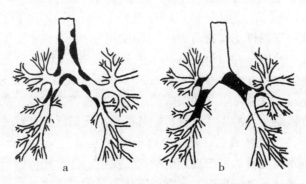

图4-1　适于激光治疗的气道阻塞部位

（a. 应用激光比较容易治疗的病变部位及情况；b. 应用激光相对较难治疗的病变部位及情况）

3. 症状

（1）呼吸困难。由于大气道的阻塞，患者出现严重的呼吸困难，甚至危及生命，解痉治疗无效，激光治疗是一项可供选择的紧急治疗措施，可立即打通或扩大气道，改善肺部通气，达到立竿见影的效果。

（2）咳嗽。气道阻塞引起的咳嗽是一种顽固性咳嗽，临床镇咳效果差，严重影响患者的生活质量，激光打通或扩大气道后，咳嗽可明显减轻。

（3）阻塞性炎症。气道阻塞，分泌物引流不畅，引起阻塞性肺炎，临床上使用抗生素效果不佳，可应用激光扩大气道，充分引流分泌物而改善阻塞性肺炎。

（4）出血。如前所述，激光可用于气道内止血，特别是在其他方法止血效果不佳时，如肿瘤引起的出血，可以应用激光来照射止血。

（5）禁忌症。激光治疗的禁忌症同常规支气管镜检查的禁忌症相似，另外，激光对瓶颈样及外压性狭窄治疗无效，也列为禁忌。对于气道完全闭塞患者，激光治疗也应慎重选择，特别是肺不张时间过长时，表面纤维素渗出、粘连，肺复张的可能性较小；另外，由于肺不张以后，支气管经常扭曲造成支气管的走行发生改变，治疗时容易造成气道穿孔、大出血等并发症。

（三）气道内病变激光治疗激光器及内窥镜的选择

1. 激光器的选择

CO_2 激光和 Nd：YAG 激光及钬激光均可用于治疗气道内病变，三者的优缺点见表 4 - 2。Nd：YAG 激光应用的时间较长，也具有较多的优越性，临床上主要应用 Nd：YAG 激光治疗气管—支气管内阻塞性疾病。下面主要介绍有关 Nd：YAG 激光治疗气管—支气管内阻塞性疾病的技术方法。

表 4 - 2　CO_2 激光和 Nd：YAG 激光及钬激光的比较

	CO_2 激光	Nd：YAG 激光	钬激光
波长	10.6μm 中红外线光	1 064nm 近红外线光	2 140nm 近红外线光
功率	输出功率最高	输出功率高达130W	输出功率高
生物学效应	易被水吸收，穿透组织浅，损伤小	不易被水吸收，穿透深，损伤大	易被水吸收，穿透较浅，损伤较小
切割功能	有	无	有
止血效果	表面小血管 毛细血管	深浅及大小血管效果均好	深浅及大小血管效果均较好，止血快
内窥镜的选择	只能应用硬质支气管镜	硬质及纤维支气管镜均可	硬质及纤维支气管镜均可
直视下操作	无法	能	能
光导纤维	无法应用光导纤维传导能量	可应用光导纤维传导能量	可应用光导纤维传导能量
定位程度	定位欠准确	可掺和可见红光，定位准确	定位准确
麻醉	需全麻	局麻与全麻均可	局麻与全麻均可
并发症	多见	较多见	最少见
适应症	喉部及声门下病变	上下呼吸道病变	下呼吸道病变

2. Nd：YAG 激光治疗内窥镜的选择及其适应症

Nd：YAG 激光治疗既可以应用硬质支气管镜，也可以应用纤维支气管镜或两者相结合，两者各有优缺点。两种方法在生存率及并发症方面无明显差异，两种方法相互补而不是竞争，究竟选用何种支气管镜，主要根据操作者对某种支气管镜操作的熟练程度。

经硬质支气管镜激光治疗具有一些独特的优势，主要有：①操作孔径大，操作便利，气道内病变组织及坏死组织容易清除，操作时间可以明显缩短；②通气方便，通气与治疗可以同时进行，不会发生氧燃烧，操作更为安全；③吸引便利，能经常保持视野干净，视野比纤维支气管镜更清晰；④大出血时能直接压迫出血部位而止血。但同时也有些不足，如操作必须在全麻下进行，仅能治疗气管及近端支气管病变，目前大多数呼吸科医师并不熟悉硬质支气管镜的操作，因此该技术难于普及。

经纤维支气管镜治疗也有自己的优点：①全麻下及局麻下操作均可，大多数在局麻下进行，患者容易耐受，也可节省费用；②可用于儿童的治疗；③纤维支气管镜的应用比较普遍，技术容易普及；④治疗近远端支气管病变同样方便，治疗范围更广，对于良性病变（如手术缝线性肉芽肿、乳头状瘤、息肉等）、复发性气道阻塞、带蒂且基底部窄的肿瘤等有良好效果；⑤可以与硬质支气管镜联合使用。但应用纤维支气管镜治疗时难于同时机械通气，对严重呼吸功能不全患者应谨慎考虑；由于操作孔径较小，操作及吸引不如硬质支气管镜便利，操作时间更长；操作不慎有可能引起燃烧。

（四）支气管镜下激光消融技术与方法

1. 所需器材

Nd：YAG 激光治疗所需器材包括：激光发射机（见图 4-2、图 4-3）、硬质支气管镜、纤维支气管镜、石英光导纤维、活检钳、气管导管、导丝、防护眼镜等。

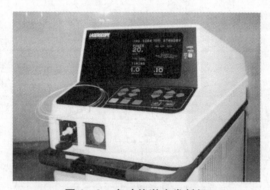

图 4-2　多功能激光发射机

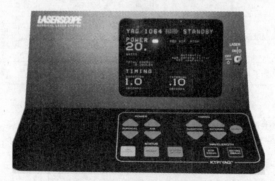

图 4-3　激光发射机控制板面

2. 术前准备

（1）病人一般情况及凝血状态的评价。术前必须对患者的一般情况、心肺功能及凝血功能等进行评价，采取静脉全身麻醉时，患者必须能耐受全身麻醉，若病灶较局限而采取局部麻醉，要求患者至少能耐受普通纤维支气管镜检查。

（2）病变性质、部位、程度及范围的确定。术前必须行胸部平片、CT 或 MRI 及纤维支气管镜检查，详细掌握病变的性质，病变的部位、程度及范围，严格选择激光治疗的适应症，把握好相关禁忌症。

（3）其他与常规纤维支气管镜检查相同。

（4）麻醉方法的选择。采用硬质支气管镜治疗必须在全麻下进行。经纤维支气管镜治疗可以在局麻或全麻下进行，一般在全麻下操作更为方便及安全，但麻醉要求尽可能表浅，使呼吸抑制减小到最低程度，充分配合局部麻醉；若患者一般情况好，病灶小而且局限以及无法在气管插管下操作，如声门下病变及儿童，可在局麻下治疗。

（5）术中监护与支持。激光治疗的并发症大多数发生于术中，因此激光治疗的全过程必须严密监测患者的心电、血压、呼吸及血氧饱和度。采用局麻的患者采用鼻导管给氧，而全麻患者需连接麻醉机进行机械通气支持，但激光烧灼时最好停止吸氧或机械通气，如果必须吸氧，吸氧浓度应小于40%。如果出现并发症或生命体征的波动及血氧饱和度下降，应立即停止激光治疗并给予相应的治疗，待生命体征平稳及血氧饱和度上升后再进行激光烧灼。

（6）术后监测与护理。术后容易出现下列并发症：①分泌物的潴留或过量麻醉药引起的呼吸抑制，容易引起低氧血症及心血管并发症。②照射部位组织水肿及坏死，焦痂脱落引起继发出血和阻塞引起低氧血症，严重者引起窒息。有1例左肺癌隆突转移患者，激光治疗术后第2天，患者出现严重的呼吸困难及三凹征，纤维支气管镜检查发现坏死组织呈活瓣样阻塞气道（见彩插图127～128）。③延迟的组织坏死产生穿孔引起严重后果，如纵膈炎、食道穿孔等。④肺不张或潴留的分泌物引起感染或肺炎。因此术后监测与护理特别重要，特别是气道护理。术后应待患者完全清醒后才能送回病房，或留置气管插管，严密监测血氧饱和度并行心电监护，吸氧情况下一旦出现血氧饱和度明显降低，应立即再次行纤维支气管镜检查，清除坏死组织并彻底冲洗气管支气管。

3. 操作的具体步骤与方法

（1）经纤维支气管镜治疗。

经纤维支气管镜治疗可以在局麻或全麻下进行，采用全麻时术前准备与一般全麻手术相同，采用局麻时术前准备与普通纤维支气管镜检查相同。先预热激光机，激光机功率100W，波长1 064nm。常规麻醉，麻醉尽可能表浅，尽可能对患者呼吸的抑制减少到最低程度，同时应用2%利多卡因行气道表面麻醉以减少刺激反应。插入气管导管，通过气管插管应用纤维支气管镜治疗，插入纤维支气管镜至病变处，将光导纤维经支气管镜活检孔插入，伸出支气管镜远端至少1cm，应用可见红光定位，对准并距离目标4～10mm，照射Nd：YAG激光。脚踏开关由操作者控制，所用功率一般为20～40W，每次照射（脉冲时间）0.5～1s，间隔0.1～0.5s。所用能量根据病灶大小而定，对较大病灶宜分次照射较为安全，每次间隔治疗1～2周。治疗的目标为：①使较小病变完全汽化；②使病灶充分凝固，然后坏死脱落，坏死组织通过吸引吸出、活检钳清除或术后患者自己咳出。

（2）经硬质支气管镜激光治疗。

经硬质支气管镜激光治疗必须在全麻下进行。常规全麻＋局麻，插入硬质支气管镜，从硬质支气管镜中插入光导纤维及吸引管，目镜镜头、光导纤维及吸引管紧贴一起伸出硬质支气管镜远端开口，尽量靠近硬质支气管镜远端开口，直接对准目标或通过旋转硬质支气管镜准确定位后照射，所用 Nd：YAG 激光功率一般为 30W，持续 1s，间隔 0.5s。病变凝固后，通过吸引或活检钳清除坏死组织，也可利用硬质支气管镜远端斜面铲除病变，或旋转硬质支气管镜直接穿透阻塞部位疏通气管、支气管。对于难以定位的病变，可以通过联合应用纤维支气管镜治疗（见图 4-4）。

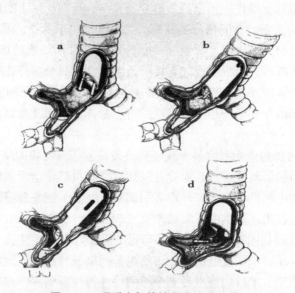

图 4-4　硬质支气管镜激光治疗系统

（a. 激光凝固及烧灼病变；b. 应用硬质支气管镜远端斜面铲除病变；

c. 吸引气道远端分泌物；d. 硬质支气管镜与纤维支气管镜的联合应用）

4. 并发症及其防治

激光治疗比较安全，并发症少，文献报道并发症大约为 6.5%，主要并发症有：

（1）低氧血症。此症最为常见，术中及术后早期均可出现，特别是老年人或心肺功能不全者更易发生。主要是由于坏死组织、出血及分泌物阻塞气道所致，术中出现低氧血症时，应立即停止激光治疗并给氧或加大吸氧浓度，及时清除气道内坏死组织及分泌物，或把硬质支气管镜直接穿过病变部位以通畅气道，必要时行机械通气。术后早期加强护理及气道的湿化，术后 2 天内及时行纤维支气管镜检查清除气道内坏死组织及分泌物。

（2）大出血。肿瘤患者多见，术中气管部位大出血后果严重，一旦出现，应立即停止激光治疗，把硬质支气管镜直接通过病变部位以压迫止血，并尽快清除远端支气管血块，保持呼吸道通畅，并同时行机械通气。出血停止后再行激光治疗，激光治疗宜从病变远端开始逐渐转向近端。对术中支气管部位大出血，应立即患侧卧位，适当退出硬质支气管镜，及时清除健侧血液，视野干净后再行激光止血治疗。激光治疗宜从病变周边开始环行治疗，最后照射出血部位；激光功率宜稍大，一般为40W，持续1s，间隔0.5s。主支气管及叶支气管部位的出血，患者应取患侧卧位，保持健侧肺的通气功能，立即用冰盐水冲洗，气道内注入肾上腺素或凝血酶，并配合静脉应用垂体后叶素治疗；若出血不止，在找到出血部位后，可用激光直接照射止血，或通过纤维支气管镜置入 Fogrty 气囊导管堵塞止血。笔者曾处理过很多大出血，出血量均在250mL以上，采用上述方法均能有效止血。大出血应注重预防，激光治疗时切忌鲁莽，应使病变组织充分凝固、坏死、碳化，避免过度钳夹，以减少大出血的发生。

（3）气道及食道穿孔。严格控制激光功率及照射深度和方向加以预防。

（4）术后再狭窄。激光对恶性肿瘤的治疗只是一种姑息性治疗手段，应根据患者体力状况配合放化疗或其他治疗措施才能防止术后再狭窄。对于肉芽组织或疤痕性狭窄，术后积极抗感染及抗炎治疗相当重要，术后3~5天可酌情应用中小剂量静脉或口服糖皮质激素，以吸入糖皮质激素维持，并定期复查。

（5）气胸。多由于肺不张重新膨胀所致。少量气胸无须特殊处理，严重时需胸穿抽气或胸腔引流。

（6）纵隔气肿。与气道穿孔及气胸有关。

（7）氧燃烧。使用纤维支气管镜时有发生。使用硬质支气管镜，降低吸氧浓度或不吸氧，降低激光功率，激光光导纤维伸出纤维支气管镜至少1cm，延长照射间隔时间可以预防。一旦出现氧燃烧，应立即撤离纤维支气管镜、光导纤维及呼吸机，以免损坏纤维支气管镜及呼吸机。笔者所在科室曾发生1例燃烧，是由于位于纤维支气管镜工作通道内的光导纤维受损，激光外漏，引起燃烧，纤维支气管镜被损坏（见图4-5），所以每次治疗前应该在体外先检查光导纤维表面包绕的聚四氟乙烯是否完整。

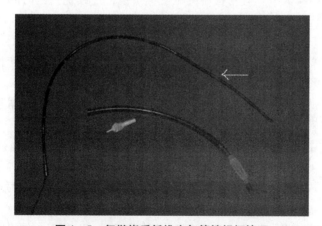

图4-5　氧燃烧后纤维支气管镜损坏情况

注：箭头所示为纤维支气管镜受损部位，气管导管被烧成黑色。

（8）心血管系统并发症。文献报道主要有心肌梗死、心动过缓、心脏停搏等，此类并发症很难预防。另外笔者曾发生1例急性心功能不全，主要是由于术后过早拔除气管插管，咽喉部大量分泌物及舌根后坠堵塞气道，加上麻醉对呼吸的抑制作用，导致患者缺氧而并发急性心功能不全。拔管之前应尽量清除咽喉部分泌物，待患者完全清醒后拔除气管插管，或留置鼻咽管以防窒息或心功能不全的发生。

（9）空气栓塞。一旦发生应按肺栓塞积极处理。

（10）非心源性肺水肿、局部肺过度膨胀。

（11）阻塞性肺炎。术后局部组织水肿造成管腔阻塞引起继发感染，一般应用抗生素均可恢复正常。

（12）发热。均为短暂性，只需加强抗感染及对症治疗。

（13）其他，如呼吸衰竭，呼吸困难加重等。呼吸困难加重主要发生于隆突及双主支气管病变，主要为坏死组织及分泌物堵塞气道所致，应加强抗感染及分泌物的引流，术后及时行纤维支气管镜检查以通畅气道。

5. 操作过程注意事项

激光治疗国外开展得比较早，国内开展的单位不多，笔者已应用十多年，有些经验、体会供大家分享。

（1）要严格选择适应症，特别是气道完全闭塞患者，治疗效果难以预料。应详细询问病史，特别是肺不张的时间及纤维支气管镜所见的动态变化情况，充分估计远端支气管通畅情况。肺不张的时间要求不能太长，一般应短于 3～6 个月，肺不张时间越长，肺表面可能出现纤维素渗出、粘连，肺复张的可能性越小。对恶性肿瘤广泛黏膜下浸润、外压型狭窄等病变治疗效果不佳。

（2）应用纤维支气管镜进行治疗，激光烧灼时尽量不同时吸氧，以免发生氧燃烧，若必须吸氧，吸氧浓度应低于 40%。

（3）烧灼时光导纤维必须伸出纤维支气管镜远端至少 1cm。激光治疗时可产生几百摄氏度的高温，光导纤维太近很容易损伤纤维支气管镜，连续烧灼的时间不要太长，及时退出纤维支气管镜进行清洗降温。

（4）治疗时应从病变的近端中心部位开始，光导纤维距离病变组织约 0.5cm 较为安全，切忌将光导纤维插入组织中进行盲目烧灼。激光应和气管、支气管相平行，避免垂直照射气管、支气管壁，以免引起管壁穿孔。

（5）治疗时应严格掌握激光的方向及照射部位，避免照射损伤正常组织，功率一般选择 20～40W，初学者建议从小功率开始。

（6）治疗过程中产生的焦痂及坏死组织应及时清除，以免阻塞气道及影响激光照射效果。

（7）光导纤维末端黏附的分泌物、坏死组织及焦痂应随时清除，损坏的光导纤维部分及时修复，以免影响激光照射效果。

（8）对较大病变宜分次照射，并严格掌握照射深度，以免引起气道穿孔。

（9）激光为一种姑息性治疗，宜和其他方法如气道内支架、放疗、化疗、球囊扩张等相结合，以达到更理想的远期疗效。

（10）激光烧灼时会产生大量的烟雾，经常引起患者咳嗽并影响操作者视野，应及时负压吸引予以清除。光导纤维直接从操作通道橡皮盖插入，烧灼时可同时吸引，效果更好。

（11）对气管、隆突病变或双主支气管病伴呼吸困难者，激光治疗时应特别慎重，尽可能扩大狭窄部位，以免术后组织水肿引起更严重的呼吸困难。隆突病变或双主支气管病应先治疗阻塞严重的一侧，以保证通气。

（12）对气道完全闭塞患者，病变远端支气管解剖结构不清，治疗过程中应仔细辨认正常气道结构与病变组织及疤痕组织，分多次激光治疗更为安全。治疗过程中可用导丝逐步探索分清远端气道解剖结构，禁忌盲目烧灼，以免气道穿孔，同时应用较低的激光功率（如20~25W）及较短的脉冲时间更为安全。对气道疤痕性闭塞患者，笔者曾反复应用经纤维支气管镜针吸活检针来进行探索远端支气管，此方法比较有效而且安全。

6. 疗效的影响因素与判断标准

（1）疗效。国外开展这方面的治疗比较早，对于治疗恶性肿瘤，疗效确切，1982—1987年Cavalierez曾应用Nd：YAG激光治疗649例气管—支气管内恶性肿瘤，其中鳞状细胞癌451例（69.5%），腺癌48例（7.4%），小细胞肺癌36例（5.5%），大细胞肺癌24例（3.7%），未分类癌34例（5.2%），转移性癌37例（5.7%），少见癌19例（2.9%）；592例支气管源性肿瘤，经激光治疗后，548例（92.4%）患者气道内径恢复正常或通气功能显著提高，仅45例（7.6%）无效，这些病例均为气道外压性狭窄或肿瘤广泛浸润支气管远端。649例再次狭窄的平均时间为111天。广东省人民医院呼吸科自1998—2010年应用Nd：YAG激光治疗近300例气道内恶性肿瘤（见彩插图129~132），所有患者气道均被打通，呼吸困难术后得到明显改善，但激光治疗后近半数患者半年内复发。激光治疗是改善肺通气功能的一种紧急措施，也是肺部恶性肿瘤常规治疗中一种辅助和姑息疗法，它可以多次重复治疗，若结合放疗、化疗或气道内支架治疗可取得更好的效果。笔者的近100例激光治疗术后曾结合此三项措施取得了更持久的效果，但对不能放疗或化疗的晚期肺癌患者，激光治疗是唯一可供选择的治疗手段。2003年笔者曾治疗1例83岁左主支气管鳞癌并左肺全肺不张患者，行激光治疗加放化疗后，至今存活，2010年8月复查纤维支气管镜左主支气管呈轻度疤痕性狭窄（见彩插图133~136）。另外，个别非恶性的肿瘤阻塞管腔严重的，也可以采用激光治疗，且疗效很好，如纤维瘤（见彩插图137~138）。

（2）疗效的影响因素。激光治疗的疗效受多因素影响，因此，激光治疗应严格选择适应症。对息肉样病变、近端中央气道病变、气道部分阻塞者，病变局限于气管和主支气管者，受累气管—支气管较短者及阻塞远端肺功能残存者效果最好。对病变较长且管腔逐渐变窄性阻塞、广泛黏膜下浸润型狭窄、完全性阻塞、上叶及肺段性病变、慢性肺不张效果较差。病变越近远端，治疗效果越差。对瓶颈样及外压性狭窄无效。

（3）疗效判断标准。目前主要根据以下指标来判断激光治疗后的效果：

①气道内径的改善情况，主要根据纤维支气管镜及影像学结果。

②肺功能检查，主要指标有FEV_1、FVC、FEFR等，有条件的单位可观察运动肺功能的变化。

③动脉血气分析，主要指标有P（A－a）O_2、PaO_2，最好应用PaO_2/FiO_2的值，可不受吸氧浓度的影响。

④气促的改善情况。根据美国胸科协会气促分级标准评定，0级：正常；1级：快步走时出现气促；2级：平常速度步行时出现气促；3级：平常速度步行时因出现气促而停

止步行；4级：轻微活动后出现气促。

⑤阻塞性肺炎的改善情况，主要根据影像学结果（见图4-6）。

⑥呼吸频率的改变。

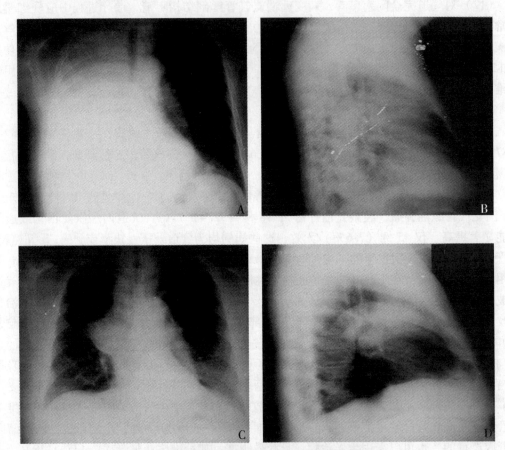

图4-6 右肺阻塞性肺炎激光治疗前后影像学改变

（A. 激光治疗前后前位片；B. 激光治疗前侧位片；

C. 激光治疗后后前位片；D. 激光治疗后侧位片）

（五）结论或展望

激光消融技术在国内应用仅有十余年时间，短期内（3~6个月）可明显改善患者的呼吸困难指数、Karnofsky生活质量评分、气道管径、肺功能等。激光消融技术具有消融速度快、视野干净、出血少等优点，但设备昂贵。该项技术的临床疗效主要与操作者对相应设备的熟悉程度和操作经验有关。

二、支气管镜下微波消融治疗肺癌

(一) 概述

1. 微波治疗的定义及简史

微波是指波长足够短，以致在发射和接收中能实际应用波导和谐振腔技术的电磁波。1862 年，英国物理学家 J. C. Maxwell 提出了位移电流的概念，并提出了"光与电磁现象有联系"的想法。这便是微波概念的雏形。但是微波技术应用的历史，应当从 1936 年波导传输实验成功算起。20 世纪 70 年代末，微波技术开始进入临床，最初用于辅助外科手术，主要有术中止血和组织切割等。20 世纪 90 年代，随着针式单极微波天线的出现，实现了将微波的能量集中于针的尖端，而针体无微波逸漏。在影像技术的引导下经皮穿刺，电极刺入肿瘤组织，并凝固肿瘤组织。所以出现了经皮微波凝固治疗肝癌的技术，这是微波介入治疗历史的一次重大突破。

微波治疗的原理为通过裸露的电极天线发射超高频微波引起组织中的水分子以相同的频率振动和旋转，并产生热能导致靶组织受热进而发生凝固性坏死，达到非手术原位杀灭癌组织的效果。微波特性决定其对含水分子较多组织会具有更好的效果。

传统的微波治疗仪在取得令人瞩目成就的同时，也暴露出许多不足。传统的微波存在"杆温"问题，使得单针凝固范围仅能达到 2~3cm，临床使用也主要局限在肝癌上，而且患者在治疗中多有较强的痛感。同时直径较粗的穿刺针也导致了较多的并发症。国产的 ECO-100 双源微波肿瘤治疗仪 (见图 4-7) 的各项性能参数均优于既往使用的微波治疗仪。其独有的新式气冷循环微波刀与水冷循环技术相比，微波天线杆直径更细 (1.6mm)，更易于插入手术预定区域，针道创伤小，出血少，愈合快；同时，高压气体循环速度更快，降温效果更好，降温效果明显优于水冷降温，可以具有更低的杆温 (可低至 0℃)，防止烫伤皮肤，从而进一步提高了手术的安全性。循环气体采用惰性气体氩气，氩气具有无毒、不燃、不爆的特点，使用安全。良好的无"杆温"效果，缩短了治疗靶区的长轴，使治疗靶区更接近规则球形，减少了针杆散热对正常组织造成的额外热损伤 (拖尾现象)，减轻了患者的痛苦，减少了胸壁皮肤及胸膜等正常组织结构损伤的可能性，使治疗变得更加安全 (见图 4-8、图 4-9)。

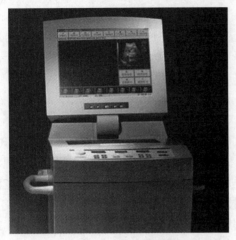

图4-7　ECO-100双源微波肿瘤治疗仪

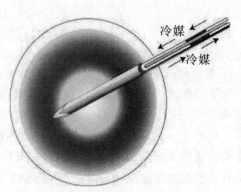

图4-8　冷循环示意图

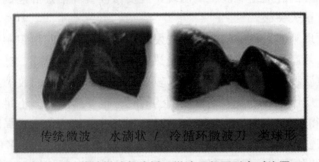

图4-9　传统微波与冷循环微波刀凝固形态对比图

2. 微波热凝消融治疗及其原理

微波热凝消融是以生物组织内部本身作为热源，利用生物体丰富的极性成分产生不导电的热，是一种内部加热法，其生物效应包括热效应及非热效应。经支气管镜腔内介入治疗主要利用微波治疗的热效应。肿瘤细胞与正常细胞对微波的吸收量不同，肿瘤细胞含水量比正常细胞高，可吸收较多的微波能量，因而在同样的温度下，肿瘤细胞损伤程度比正常细胞严重。以中等剂量的微波加热到42℃~50℃治疗肿瘤时，既可避免在40℃左右时造成的肿瘤细胞扩散，又可有效地破坏肿瘤细胞，并且对正常细胞杀伤作用小。以大剂量的微波加热到60℃以上时，可直接热凝和切割肿瘤组织。凝固的范围取决于微波辐射器插入病变组织的深度、输出能量的大小及辐射时间的长短。

微波热凝消融治疗原理：①生物物理效应。微波作为生物物理效应能量，使极性分子随微波频率旋转摆动，同时其中的离子及所带胶状粒随微波运动而产生摩擦和热，通过热凝团使细胞核和染色质凝固，蛋白质凝固及细胞染色体畸变而诱导细胞死亡。从光镜下可见大片癌细胞变性、坏死、核固缩、核仁消失。高温使癌细胞浆内溶酶体的活性增高，并产生新的溶酶体而使其自溶。②调节免疫作用。微波热凝固尚可产生Th-1细胞（T细胞和/或NK细胞）依赖的抗肿瘤免疫，推论肿瘤细胞经微波凝固后释放出抗原，或产生正常组织抗体，即所谓自身抗体，导致自身免疫反应，减弱了肿瘤的远隔侵袭作用，并破坏了肿瘤细胞分泌的封闭抑制因子对免疫系统的抑制，增强了抗肿瘤免疫，降低了肿瘤的转移率。热疗还可使热休克蛋白 HSP70 的表达上调，从而提高抗肿瘤免疫作用，诱导肿瘤细胞死亡。微波热效应可增加局部血液和淋巴循环，受照射组织代谢加强，使细胞内 cAMP 增加，改善营养，从而加速了组织的再生和修复能力，还可以提高组织的免疫反应能力。③解剖因素。一般认为肿瘤组织的微血管呈不规则分布，阻力大，散热慢，且肿瘤细胞较正常细胞含水量高，可吸入较多的微波能量，加热后瘤组织升温较快，肿瘤细胞在高温下可发生血流停滞，淤血缺氧，细胞色素氧化酶活性降低，内呼吸抑制；正常组织微循环健全，散热较快。在瘤体温度升至45℃以上时，周围正常组织的温度仍在40℃以下。④基因水平调节。微波还能抑制癌细胞的 DNA、RNA 和蛋白质合成，激活溶酶体酶，紊乱细胞骨架排列，使细胞膜的通透性增高，膜内低分子蛋白外溢，导致癌细胞受到破坏。因此，高温对肿瘤细胞具有选择性杀灭作用，而对正常细胞杀伤力较小。

（二）支气管镜下微波消融治疗

1. 适应症及禁忌症

支气管镜下腔内微波治疗适用于：中央型肺癌伴有支气管阻塞表现而又不适于手术治疗者，肺癌术后复发伴有支气管阻塞者，气道内良性肿瘤或肉芽肿，各种原因所致的气道内狭窄，支气管镜可视范围内的出血。但该法不适用于气管重度狭窄、气道外压狭窄、周围性病变和弥漫性出血。

2. 优势与不足

与激光、高频电凝、氩气刀等相比，微波治疗具有价格低廉、使用方便、并发症相对较低等优势。其不足是作用比较慢，相对治疗耗时较长，工作效率较低，并且无即刻反应，不能立即去除气道腔内肿瘤恢复气道通畅，肿瘤要在微波治疗一段时间后才自行脱落，因此不适用于气道肿瘤引起气道重度狭窄、阻塞的治疗。

3. 方法

（1）患者准备。按纤维支气管镜常规检查准备，注意晚期肿瘤患者，其体弱且耐受力差，如禁食时间过长，易致低血糖性休克等。治疗前对某些患者宜先静脉推注50%葡萄糖液20mL；准备50mg杜冷丁备用。常规麻醉。

（2）纤维支气管镜及微波治疗仪准备。纤维支气管镜应用2%强化戊二醛浸泡消毒30min，同时浸泡活检钳与微波同轴天线。将浸泡消毒好的天线安装在微波治疗仪上，接通电源预热3~5min。床旁备一输液架，挂好生理盐水100mL，输液器插入并排好气。

（3）操作方法。患者取仰卧位，常规经鼻、口插入支气管镜，观察气道内情况，若管腔有分泌物，先行吸引排除，观察瘤体大小、表面是否有坏死物，若有则先用活检钳将其取出，直至暴露瘤体。活检前先注入1∶1 000的肾上腺素，以防出血。将微波同轴天线经纤维支气管镜活检孔缓缓插入瘤体，并一手固定，嘱患者平静呼吸，将输液针头插入活检孔，调节滴速，以不溢出为宜。调节微波功率在52.5~60W，各点治疗5~10s。视瘤体大小，可行多点辐射。3~4天治疗1次，直至解除或基本解除腔内阻塞。辐射完后用活检钳尽可能钳出坏死物。

4. 并发症及处理

（1）气道壁穿孔。气道壁穿孔多由于针状辐射器刺入气道壁过深、微波治疗时输出功率过大、治疗时间过长所致，可造成气胸、纵隔气肿及支气管胸膜瘘等。在操作中应严格掌握适应症，严格控制输出功率、穿刺深度及治疗时间，对于管壁内的病灶尽量用柱状辐射器，以避免支气管壁穿孔的发生。

（2）出血。如果微波凝固治疗的范围过大、过深，当凝固坏死组织脱落时可能引起出血。微波治疗时应循序渐进，每次治疗以 2~3 个点为宜。出血时应根据出血情况给予局部止血药物，必要时静脉滴注止血药物。

5. 注意事项

经纤维支气管镜微波治疗中心型肺癌，为保证治疗效果，应注意以下几点：

（1）术前麻醉效果要好。麻醉效果的好坏直接影响治疗效果。此类患者做过纤维支气管镜检查，配合较好，麻醉效果好。但个别患者有畏惧心理，耐受力较差，首先要向其讲清治疗目的，详细交代治疗中的注意事项，消除患者的顾虑和畏惧心理，以取得患者的配合，保证麻醉效果。对于治疗时间较长，易引起剧烈咳嗽者，加喷 1~2 次的利多卡因，并肌注 50mg 杜冷丁。

（2）术中注意事项。纤维支气管镜微波治疗应注意：①操作者应熟练。动作轻柔，尽可能缩短治疗时间，减轻患者的痛苦。②多数患者治疗时间为 20~30min，个别患者因钳取较多坏死物治疗时间较长，近 1 小时，应注意保证麻醉效果；对平卧时易出现呼吸困难者，应辅以吸氧，3~5L/min。③钳取坏死物应根据其部位及量的多少选择不同的活检钳，若腔内有较多坏死物可选用21C 活检钳，若坏死物较少或钳取管壁处坏死物宜用19C 活检钳。④在插入天线前，应尽量钳净坏死物，充分暴露瘤体，适量注入麻醉剂及止血药。插入和辐射时应嘱患者尽量平静呼吸，勿咳嗽，否则直接影响天线针的插入和辐射。⑤为防止微波损伤纤维支气管镜，在调节微波辐射剂量之前及治疗中，应滴入生理盐水，以降低天线表面的温度，减轻微波对纤维支气管镜的损害。

（3）术后护理。术后护理同纤维支气管镜检查，另应嘱患者，因微波辐射，有不少坏死物脱落，应尽量咳出，以免并发肺部感染。

6. 疗效

肺癌是目前全球死亡率最高的恶性肿瘤，在我国已成为第一大癌症，是我国肿瘤致死的第一大病因。外科手术肿瘤切除被公认为最有效的方法。但大多数的肺癌患者就诊时已是晚期，肿瘤常多发或贴近血管，加之患者多为老年人，心肺功能差，临床上仅有15%的患者适合手术切除达到根治性治疗。经纤维支气管镜微波治疗中心型肺癌可对病灶原位有效灭活，减轻肿瘤负荷，近期疗效确切。邓毅书等[1]报道纤维支气管镜下微波消融治疗20例中心型肺癌，有效率（完全缓解 + 部分缓解 + 好转）为80%，Karnofsky 评分：治疗后增加了（12.5±5.72）分，$P < 0.05$，治疗后生存期大于 2 年的有 7 例。李秀忠等经电子支气管镜对 10 例晚期中心型肺癌进行微波治疗，结果显示，显效（电子支气管镜下见瘤体缩小60%以上）7 例，有效（瘤体缩小 >30%且≤60%者）3 例，气促等临床症状均有明显改善。李党育等对 15 例中央型肺癌患者行经纤维支气管镜微波治疗，结果显示，

① 邓毅书，李海峰，李曙芳等. 纤维支气管镜下微波治疗中心型肺癌的疗效观察. 临床肺科杂志，2004（6）：580~582.

显效 8 例（53%）、有效 5 例（33%）、无效 2 例（13%）。肺不张 4 例中 3 例（75%）复张，1 例部分复张。对管内型中心型非小细胞肺癌，微波消融是一种有效的局部治疗方法，能改善症状，提高生活质量。曹慧等报道纤维支气管镜下微波消融治疗 46 例中心型肺癌，所有病例治疗后瘤体缩小，症状明显改善，气管通畅，总有效率为 95.6%，无严重并发症发生。经纤维支气管镜微波消融治疗中心型肺癌能有效缓解管内型中心型肺癌患者局部阻塞表现，减轻痛苦，提高生活质量，延长生存期。利用微波治疗肺癌是控制原发病灶较理想的手段之一，其中经内镜微波治疗是一种姑息打通气道十分有效的方法，表现为临床症状改善、咯血停止、精神好转、呼吸困难消失或减轻、肺不张复张。近期效果是显著的，尤其是对腔内肿瘤效果尤甚。且微波消融治疗边界清楚，无碳化，止血效果好，安全性极佳。

（三）结论与展望

微波、射频及激光治疗肺癌均可对病灶原位有效灭活，减轻肿瘤负荷，近期疗效确切，中、远期疗效待观察分析。肺癌微波、射频及激光消融常见并发症有气胸、咯血、胸腔积液，少见并发症有肺出血、支气管胸膜瘘、肺部感染。射频消融不宜用于靠近大血管的肿瘤。治疗费用高于微波消融。激光消融特别适用于大小为 2.0～3.0cm 位于肺中上部的病灶。其消融形状比射频合理，肺出血并发症低于射频。经皮穿刺微波消融治疗周围型肺癌或经纤维支气管镜微波消融治疗中心型肺癌，其优点在于对病灶原位灭活的同时，能限制对正常含气肺组织的损伤，微波消融还可以增加局部血流和淋巴循环，加快组织再生和修复能力，提高机体免疫反应。气胸、皮肤烫伤、肺出血等并发症发生率已明显降低，无治疗相关死亡病例。微波消融治疗肺癌的缺点是虽然取得良好的肿瘤局部消融效果，但因肿瘤不规则或肿瘤体积较大存在消融不完全的可能，这些存活肿瘤细胞将成为肿瘤复发和转移的隐患。微波联合放疗治疗肺癌可以消灭微波消融的肿瘤残留问题，并减少肿瘤细胞的热耐受性，提高微波消融治疗效果。

三、支气管镜下冷冻治疗肺癌

（一）概述

1. 冷冻治疗的定义及特点

冷冻治疗（或称冷冻外科）是利用对局部组织的冷冻，可控地破坏或切除活组织的治疗方法。冷冻治疗使冷冻区域的细胞出现结构破坏，进而使组织出现冷冻性缺血、坏死，冷冻时动脉收缩、静脉阻塞、毛细血管通透性增高、血液黏滞性增高、毛细血管静压降低，造成了血管梗死。有些组织对冷冻治疗敏感，如皮肤、黏膜、肉芽组织，因为这些组织含水量多；而对含水分较少的组织则对冷冻治疗不敏感或称为抵抗，如脂肪组织、纤维结缔组织及软骨组织等。肿瘤组织可能比正常细胞有更高的冷敏感性。对肿瘤组织使用冷冻治疗能让其固形，并且结成冰块造成血管栓塞，大大降低了肿瘤组织扩散概率，同时还能避免肿瘤组织坏死后继发性出血；冷冻治疗还能达到特异免疫及排斥肿瘤的效果。

2. 冷冻外科的基本原理

超低温对癌细胞杀伤的细胞生物学机制：当温度达到 0℃ 以下的低温时，细胞的生物化学反应能力减低，细胞膜离子通道发生障碍，细胞膜渗透性增强。这种损伤通常是可以逆转的。当温度低于 0℃ 或 0℃ 以下时细胞脱水：当温度低于 0.56℃，细胞间质液体冷冻，但细胞内液仍不冷冻。这个阶段将引起细胞内外电解质和渗透压的改变导致细胞脱水，细胞膜损伤。当温度在 −15℃ ~ −10℃ 时，冰晶开始在细胞内形成，当温度迅速下降至 −100℃ ~ −40℃ 时，可使冰晶迅速在细胞内外和微静脉及微动脉内形成，细胞脱水和破裂及小血管破坏造成缺氧的联合作用。

另外有研究表明，不同温度冷冻癌细胞其生存率不同：−30℃ ~0℃ 细胞无明显损伤，−50℃ ~ −40℃ 细胞死亡率明显增加，达到 40% ~60%，−90℃ ~ −50℃ 细胞死亡率未见明显增加。冻融后部分存活细胞的损伤无法修复，细胞死亡率随时间延长而缓慢增加。皮肤实验发现，局部低温范围为 −1℃ ~6℃ 时，对组织及细胞无明显损伤，局部低温范围为 −36℃ ~ −35℃ 时，细胞可出现一系列冷冻的病理生理改变，如 Ca^{2+} 超载，Ca^{2+} − ATP 酶活性下降，组织 NOS 活性增加，脂质过氧化反应增强，细胞间液张力过强，细胞内细胞器（线粒体、内质网）肿胀或消失，细胞核碎裂或溶解，血管基底膜肿胀或断裂等。一旦细胞内冰晶形成，结晶就会通过细胞之间的桥梁延伸到所有的组织细胞，产生一种"多米诺骨牌效应"，导致细胞死亡。

细胞冷冻生物学的研究结果显示，组织细胞被低温损伤的过程可以分为三个阶段：温度过低、冷冻结冰、解冻复温。这些损伤方式很大程度上依赖温度，随着温度的降低，损伤将增强。基于这个原理，癌细胞在冷冻摧毁过程中，四个因素起着决定性作用，即最低冷冻温度、细胞内冰晶形成的速度、冷冻时间的长短、冻融循环的次数。

3. 冷冻外科的治疗效应

冷冻外科主要是利用低温的破坏机理以及肿瘤组织对低温的敏感性高于正常组织的特性进行治疗的，治疗效应包括：

（1）即时效应。当温度快速下降到 0℃ 以下时，首先在细胞间隙产生冰晶，细胞外液逐渐浓缩，细胞内外渗透压加大，细胞内液外渗导致细胞脱水皱缩，破坏了细胞赖以生存的环境。同时，细胞内的许多蛋白质和酶丧失了结构中的结合水，使蛋白质和酶的结构发生改变，产生变性。低温还可以破坏细胞膜脂质蛋白复合体之间的不稳定弱键结构，引起脂蛋白变性解体，细胞膜破裂，细胞崩解。细胞内脱水还可导致细胞内电解质浓度升高，酸性增加，pH 下降可达 4.0 以下，酸性条件更加剧蛋白质和酶的变性，最终都导致细胞的死亡。

（2）延时效应。冷冻的延时效应主要是由微血管血栓形成，造成局部组织血流淤积、缺血、组织代谢异常。冷冻作用初期，小血管强烈收缩，血流减慢甚至停滞，毛细血管迅速栓塞，导致局部缺血。待复温融化时，小血管扩张，组织内血流再灌，大量形成的自由基和细胞内钙超负荷诱发缺血再灌注损伤，导致细胞死亡。另外，由于小血管内皮细胞破坏，血管通透性增加，血浆外渗引起局部水肿，血管内血液浓缩，黏稠度增大，流动缓慢，同时血管壁内的促凝物质激活内源性和外源性凝血机制，血栓形成，再次诱发组织代谢障碍，进一步加重细胞的损害。这也可以用来解释为什么冷冻外科同时具有很好的止血作用。

（3）免疫效应。冷冻外科治疗不仅能直接杀伤局部肿瘤细胞，而且伴有继发的免疫杀伤作用，这是冷冻外科的又一大特点。冷冻杀伤肿瘤细胞后，肿瘤组织的抗原性（即肿瘤特异性抗原 TSA）具有激发机体产生免疫抗体和提高机体细胞免疫反应的能力。大量的临床观察和实验已经证实了这一点。还有研究报道冷冻治疗可以诱导细胞凋亡。

（4）增加放、化疗的敏感性。冷冻外科治疗由于疗效确切，出血少，并发症少，而且能增加肿瘤组织对放、化疗的敏感性，因此，日渐受到人们的重视而逐渐被广泛地运用于临床治疗那些不能手术治疗的肿瘤患者，与临床上常用的其他几种姑息性治疗方法（如激光、支架等治疗）相比也具有明显的优势。

4. 冷冻外科发展简史

冷冻外科有着悠久的历史。早在 1840 年，詹姆斯·阿诺特就使用冰盐水，产生 −18℃的低温，盛在多孔的袋子中，敷于治疗部位，使组织变硬并出现白色。用于治疗偏头痛、肋间神经痛、外阴瘙痒症等疾病，并应用一种简单的管子，对阴道和子宫癌进行冷却治疗。1851 年 Arnott 等报道采用浸有冰块的 −8℃ ~12℃盐水对可接触部位的肿瘤实施治疗，结果显示经过冷冻治疗后患者的局部疼痛明显减轻，肿瘤体积明显缩小。1939 年比替采用冰冻治疗视网膜剥离。同年，法伊用低温破坏脑组织的恶性肿瘤取得了一定疗效。1945 年，哈斯等人进行了冷冻动物试验和冷冻治疗设备的研究。1961 年，泰路斯和里斯以动物的肝、肾、脑和垂体做了试验，发现冷冻能造成组织坏死，但炎症反应轻微甚至无炎症反应。同年，神经外科专家库柏设计了第一台可达到 −196℃的深低温液氮制冷的治疗机，并试制了金属冷冻头，扩大了冷冻外科的治疗范围。以后，他和汉金森合作，使立体定位放射新技术和冷冻治疗相配合，治疗帕金森症、变性型肌张力障碍、震颤、舞蹈病等。1964 年兰德做了 60 例经蝶窦途径的脑下垂体手术，效果满意。1964 年以后，冷冻治疗更多地被用于治疗子宫颈癌、膀胱癌、前列腺肥大、青光眼、口腔癌及头颈部和其他部位的肿物。1972 年，在维也纳举行了国际冷冻外科学术会议，从低温生物学、低温病理学和临床经验各方面进行了讨论。1975 年，美国 Mayo 诊所的 Sanderson 医生首次报道了采用支气管镜介导下对 1 例肺癌患者实施冷冻治疗的经过，开拓了冷冻治疗法在支气管镜腔内治疗的新领域。20 世纪 80 年代以来，冷冻治疗蓬勃发展，我国多家医院也开展了支气管镜下冷冻治疗技术。

（二）支气管镜下冷冻治疗

目前冷冻治疗包括接触式和非接触式两种方式。接触式冷冻治疗主要是指传统意义的冷冻消融（简称"冻融"）和现代意义上的冷冻切除（简称"冻切"），非接触式冷冻治疗主要是指低压喷洒冷冻治疗。冷冻治疗技术已经广泛应用于治疗特定的肺部疾病，尤其是气道腔内良、恶性病变，以硬质支气管镜和（或）可弯曲支气管镜为介入媒介，是一种相对安全、有效及容易掌握的治疗技术。

1. 冷冻治疗的原理及机制

如前所述，细胞内的分子运动与温度密切相关。当温度降低时，分子运动减慢并最终停止。因此冷冻治疗决定细胞死亡的因素有冷冻持续时间、解冻时间、达到的最低温度、冷冻速率及冷冻—解冻的次数等。而冷冻探头制冷是依据 Joule - Thomson 原理，液态制冷剂从高压储气瓶内快速释放时，气体从高压状态转换至低压状态，快速膨胀的气体吸取周围环境的热能并将其转换为膨胀所需的动能，从而使冷冻探头前端迅速形成低温。冻融、冻切组织的机制如下：

（1）冻融。冷冻能在冻结和非冻结组织之间形成一个清楚的分界。微循环的存在决定了冷冻治疗对组织的作用。在冷冻过程中，冷冻探头周缘5mm半径范围内出现微血管的血栓形成而导致组织的缺血和梗死。Lason 等报道冷冻消融过程中能形成明显的两个区域，即中心细胞坏死区及周围细胞损伤区。中心细胞坏死区会因第二次冷冻而扩大，因此在进行冷冻消融过程中，仅靠单次冷冻治疗效果不明显。而且在冷冻治疗7～15天后，组织的缺血坏死才出现，因此冻融治疗疗效延迟，不适用于解除急性中央气道阻塞的治疗。

（2）冻切。冻切是在冻融的基础上进行的。在 -30℃～0℃ 的低温下形成的结晶冰，具有较强的结合力，冷冻探头与组织接触可以产生粘连作用，这种黏着力随温度的不同而不同，这是冻切的基础。加之在冷冻区与周围区有一明显的分界线，可以很容易地对探头周围肿瘤组织进行粘连取出，只不过在实行冻切时需要使用新型冷冻探头。与传统的冷冻探头相比，新型探头具有更大的表面积，从而能发挥更大的冷冻效能，冻住更大的组织。探头顶端与中央气体通道的连接也更加稳固，从而使新型探头能承受更大的牵拉力。因此应用冻切技术能够及时减轻或消除急性气道腔内的阻塞症状。

2. 冷冻治疗的适应症

（1）气管、支气管腔内恶性肿瘤的姑息治疗及切除。

（2）气管、支气管腔内黏膜及黏膜下原位癌、浅表癌的有效治疗。

（3）气管、支气管良性病变的根治性治疗。

（4）气管、支气管腔内异物的摘除。

（5）气管、支气管腔内黏液栓、血凝块及肉芽组织的去除。

（6）可见的良性或恶性病变引起的咯血。

（7）化疗及放射治疗恶性肿瘤的辅助治疗。

3. 冷冻治疗的优势

（1）容易控制深度，因而穿孔风险小。

（2）不损伤软骨及结缔组织，因而在气道腔内进行冷冻治疗安全性高。

（3）由于没有高频电灼效应，因而可用于装有起搏器患者的治疗。

（4）冷冻系低温治疗，无失火危险。

（5）费用低廉，容易掌握，方便广泛开展。

（6）不损伤支架，可用于气道支架内良、恶性组织增生的消除治疗。

4. 冷冻治疗设备及装置

（1）冷冻剂。目前用于支气管镜冷冻治疗的冷冻剂主要有3种：二氧化碳、一氧化二氮和液氮。在室温条件下，二氧化碳由高压储气瓶释放后会产生结晶，这些结晶对探头的操作有一定影响，但由于其安全、价格低廉，国内应用较多。一氧化二氮从高压储气瓶内释放后可在几秒钟内使冷冻探头顶端达到 -89℃，且不形成结晶，故最为常用。液氮能使探头顶端的最低温度达到 -196℃，在喷洒冷冻治疗中常用。

（2）控制装置。控制装置主要包括冷冻主机及控制面板、脚踏开关。目前国内应用的主要产品为德国 ERBE 公司及北京库蓝公司的冷冻治疗仪。

（3）冷冻探头。冷冻探头分为可弯曲冷冻探头和硬质冷冻探头，分别用于可弯曲支气管镜和硬质支气管镜下介入诊断和治疗。用于冻切及冻检的为新型冷冻探头，这种探头长78cm，直径为 2.3~2.4mm，与冻融探头不同，新型探头具有更大的表面积，从而能发挥更大的冷冻效能，冻住更大的组织。探头顶端与中央气体通道的连接也更加稳固，能承受更大的牵拉力。手柄与探头加固连接，避免过度弯折，连接头独立设计，有更长的消毒寿命，探头表面是亲水材料，具有探头防弯曲保护功能。

5. 操作方法

冷冻治疗以硬质支气管镜和可弯曲支气管镜为介入工具。根据患者疾病的情况需要及现有设备和人员熟练程度进行选择。相比较而言，由于冷冻治疗安全性高，对患者的刺激性较小，通过可弯曲支气管镜在局部麻醉或全麻下进行介入治疗在临床上应用比较普遍，并且由于冷冻探头最小直径为 1.9mm，只要工作孔道在 2mm 及以上的可弯曲支气管镜均可选择。但硬质支气管镜下可选择较大直径的冷冻探头，效果明显，治疗时间短，但必须在全麻下进行。

（1）术前准备。常规阅读胸片及胸部 CT，了解和熟悉腔内病灶的部位、程度、长度和范围，必要时进行直接增强胸部 CT，明确病灶与血管的关系，以确定冻融或冻切。全面评估患者的一般状况及治疗的风险。

（2）根据患者的情况及麻醉方式，建立静脉通道，术中常规动态监测患者心电、呼吸、血压及指脉血氧饱和度。

（3）按支气管镜常规进行操作，确定病灶后，吸净病灶表面分泌物及积血，常规喷洒 0.005% 肾上腺素稀释液 1~2mL，以减少渗血和出血情况。

（4）将事先选择好的冷冻探头用酒精消毒后经支气管镜的工作孔道插入，冷冻探头的金属末端须离支气管镜远端 5mm 以上，可采用探头顶端或探头的侧壁对病灶实施冷冻，探头的金属末端尽可能置于病灶上或深入病灶内，以便产生最大的冷冻效果。

（5）脚踏冷冻开关持续约 30s，在冷冻探头顶端有冰球形成，组织发白、脱水，允许 30~60s 的冷冻，通常有经验的操作者能根据颜色的变化决定最佳的冷冻时间。松开冷冻开关，让其自行解融，完成 1 次冷冻—解融循环需 1~3min。

（6）在冻融治疗 1 周后，进行支气管镜检查。一方面对冻融治疗效果进行评估，另一方面对冻融后的坏死组织进行清理，清理方式可应用支气管镜吸引、活检钳或异物钳钳取，必要时给予冷冻粘取进行清理，并对残留病灶进行进一步的冻融治疗。

（7）在冻切时，将探头前端插入病灶内部 1~2cm，然后踩下踏板冷冻，冷冻时间为 3~20s，大多数冷冻过程均在可视条件下完成，防止冻伤正常的气道壁。探头周围形成结晶后，用力牵拉冷冻探头及支气管镜即能将冻结的病灶组织直接切下，将支气管镜及冷冻探头一同从气道移出后，把切下的组织放在生理盐水中即能解冻，重复进行上述操作即可将气道内的靶组织清理干净。

（8）低压喷洒冷冻除包括以上步骤外，由于液氮喷射到靶组织时有液体转化为气体，容积增加 700 倍，因此要在狭窄的上端而不是垂直于狭窄处进行喷洒冷冻治疗，同时要保证短时间内大量气体能有效释放，避免造成气压伤。在喷洒冷冻治疗时要确保断开与呼吸机的连接，以便气体有效释放。每次喷洒多为 5s，4 个循环即完成一次治疗过程，总治疗时间为 30min 左右。

6. 冷冻治疗的并发症及处理

（1）出血。无论是冻融还是冻切，主要的并发症为出血，但一般情况下较少发生。对于少量渗血，由于自身有凝血功能，不需要处理。少量出血，给予支气管镜吸引或应用冰盐水冲洗进行止血，如果出血量稍多，可用 0.005% 肾上腺素稀释液进行浸润止血。对于出血明显的患者，可应用氩气刀进行止血。目前尚无因冷冻治疗导致出血而出现血流动力学紊乱的报道。

（2）纵膈气肿和气胸。此并发症很少发生。一般不需要特殊处理，如果纵膈气肿严重，可行胸骨上窝切开引流。严重气胸经吸氧等处理后不能改善时可给予胸腔闭式引流。

（3）其他。有报道出现心房颤动、支气管痉挛、发热等并发症，多为一过性，有时能自行恢复，无须特殊处理。

7. 冷冻治疗的注意事项

（1）冷冻治疗主要是去除气道腔内良性或恶性病变，因此冷冻治疗不能去除不能看见的组织，对管腔外压性病变无效。

（2）冻融治疗靶组织时，由于一次冷冻治疗效果不明显，应对同一部位进行三次以上快速冷冻—缓慢解冻循环，以求最大冷冻效果。冻融治疗后需一周组织才脱落，因此不适用于那些即将导致呼吸衰竭、需要立即去除的病变治疗。而且要考虑到冻融治疗后周围组织水肿导致窒息的可能。冻切治疗比较快速，但对于窒息性气管腔内病变，仍应慎重选用，不作为优先选择的技术。

（3）喷洒冷冻治疗时，应考虑到短时间内气体急剧膨胀，因此应畅通气体释放的有效通道，避免并发症的发生。

（4）冷冻治疗只是气道腔内的一种治疗技术，与其他治疗方法联合应用会起到更加明显的治疗效果。

8. 疗效判定标准

（1）显效。治疗 1~4 次后咳嗽、呼吸困难、咯血、胸痛明显减轻，胸部影像学示气道拓宽，内镜下肿块缩小 2/3，狭窄的气管明显变宽。

（2）有效。治疗后临床表现改善，内镜下肿块缩小 1/3，狭窄的气道变宽，呼吸困难及咯血有所改善。

（3）无效。临床表现无好转，内镜下肿块大小、气道大小无明显变化。

9. 疗效评价

（1）冷冻治疗气管、支气管腔内恶性肿瘤。有症状、不能手术的气管、支气管腔内恶性肿瘤是冷冻治疗的主要适应症。通常是在硬质支气管镜或可弯曲支气管镜下来完成的。Lee 等对 16 篇资料相对完整的研究文献共计 2 353 例患者进行了分析，结果显示，呼吸症状明显改善，肺功能及生存质量明显提高，治疗总有效率为 80%，并发症的发生率为 0%~11.1%，且均在可控范围。到目前为止，研究显示，支气管镜下冷冻治疗气管、支气管腔内恶性肿瘤是安全、有效的。郁小迎等对 56 例气道内恶性肿瘤进行了冷冻治疗，有效率达 56.4%，无明显并发症发生。张敏等经电子支气管镜对 28 例确诊为中晚期中央型肺癌患者进行

59 例次介入冷冻治疗，并和其治疗前的肺功能和症状进行对比分析，结果显示，所有患者经介入冷冻治疗后，其咳嗽、咯血、发热、呼吸困难、胸痛症状缓解，其阻塞性肺炎、肺不张明显吸收和改善，其中显效 64.3%（18/28），有效 35.7%（10/28），无效为 0（0/28）。这表明，电子支气管镜介入冷冻治疗中晚期中央型肺癌可使其发热、胸痛、呼吸困难和咯血症状得到很好控制，且瘤体变小，阻塞性肺炎吸收，生活质量得到改善。

（2）冻切能有效治疗气管、支气管腔内恶性肿瘤。冻切因应用了新型冷冻探头，克服了冻融治疗效果慢的缺点，能够有效地实现气道腔内的即时再通及支气管腔内阻塞的完全去除。2004 年，Hetzel 等首先对冻切技术进行了报道。该项前瞻性研究以 60 例患者为研究对象。其中 23 例患者的支气管腔完全阻塞，另外 37 例患者的管腔存在重度梗阻。经过单次冻切治疗后，有 37 例（62%）患者即刻实现了气管腔的完全再通，另有 13 例患者（22%）实现了部分再通，虽有残余肿瘤组织阻塞气道，但直径 6mm 的气管镜能轻松通过狭窄部位，总成功率达到了 83%。冯华松等对 30 例气管、支气管腔内恶性肿瘤进行了冻融、冻切治疗，其有效率为 91.7%，无明显并发症发生。冷冻治疗后阻塞性肺炎、肺不张症状得到明显控制（66.7%），与激光、电灼治疗相比，冷冻治疗有着费用低、易防护、不易发生气道壁穿孔和腔内燃烧等优势。

（3）低压喷洒冷冻治疗气管、支气管腔内恶性肿瘤才刚刚起步。Greenwed 等应用低压喷洒冷冻治疗食道癌效果良好，因此 Krimsky 等首次对低压喷洒冷冻治疗气道恶性肿瘤治疗的安全性及对气道影响的深度进行了研究，对 21 例即将切除支气管肿瘤的患者进行低压喷洒冷冻治疗并对切除的组织进行了病理分析，结果显示，对气道影响深度仅为 1.5mm，对气道软骨及结缔组织无明显影响，说明喷洒冷冻治疗气道腔内病变安全性高。随着大规模的临床研究，低压喷洒冷冻治疗气道腔内恶性肿瘤将成为一种新的选择。

（三）总结与展望

支气管镜下冷冻治疗疗效确切，出血少，并发症少，还能增加肿瘤组织对放、化疗的敏感性，使瘤体缩小，管腔得以重新疏通，使阻塞性肺炎得到控制，呼吸困难和咯血得到改善，生活质量明显提高，是一项安全、有效、价廉且相对容易掌握的技术，主要用于气道腔内良、恶性病变的治疗。对气道腔内恶性病变，冷冻治疗能有效地改善临床症状，提高患者的生存质量及延长生存时间。由于冷冻治疗不易引起疤痕生成，因此在良性病变的治疗中也有极其重要的地位。冷冻治疗不能替代传统的手术、放疗和化疗等方法，临床上冷冻应是这些方法的补充。支气管镜下冷冻治疗与其他介入治疗方法相结合，更能有效地发挥作用。

四、支气管镜下高频电刀治疗肺癌

（一）概述

高频电刀，又叫高频手术器，是一种取代机械手术刀进行组织切割的电外科器械。高频电刀通过有效电极尖端产生的高频电压电流与机体接触时对组织进行加热，实现对机体组织的分离和凝固，从而起到止血和消融的目的。目前高频电采用电凝和电切割的方式用于内镜治疗。高频电产生热能，作用于组织，使之凝固、坏死、碳化及汽化，同时使血管闭塞。高频电治疗仪一般有电切割、电凝和混合切割三种治疗模式。高频电治疗适用于失去手术机会的气管、支气管腔内恶性肿瘤的姑息性治疗，气管、支气管腔内各种良性肿瘤的根治，各种炎症、手术、外伤及异物肉芽肿的切除。安装有心脏起搏器的患者不能行高频电治疗，以免使起搏器失灵或引起心肌烧伤等损伤。高频电刀设备价格相对便宜，且有多种附件适应不同部位组织，其临床使用受到很多临床医生的关注。

（二）历史

在 20 世纪最初的十年，火花放电电流已用来治疗损伤，以后逐步得到发展。最初应用于临床的是 1928 年由 Bovie 设计的电外科器械成功地用于脑瘤手术。从那时一直到现在，尽管只有一家厂商使用 Bovie 作为电外科器械的商标，但是他的名字作为外科器械的象征，受到人们的尊敬。到 1952 年左右，已经确定了今天所知道的电外科技术，即高频正弦波电流流经人体所产生的切割、干燥和烧灼作用。由于常用的电外科器械都有像手术刀一样进行切割等功能，因此常被称为"电刀"，由于是使用高频电流来实现其功能，因此又常被称为"高频电刀"。高频电刀的功率一般不超过 300W，根据不同的手术需要可给出不同的功率和波形。高频电刀经历了火花塞放电—大功率电子管—大功率晶体管—大功率 MOS 管四代的更变。随着计算机技术的普及、应用、发展，目前，高性能的单片机广泛应用在高频电刀的整机控制，实施了对各种功能下功率波形、电压、电流的自动调节，各种安全指标的检测，以及程序化控制和故障的检测及指示，因而大大提高了设备本身的安全性和可靠性，简化了医生的操作过程。1980 年，Hooper 首先利用支气管镜介入电刀治疗。同时，随着医疗技术的发展和临床提出的要求，以高频手术器为主的复合型电外科设备也有了相应的发展：高频氩气刀、高频超声手术系统、高频电切内窥镜治疗系统、高频旋切去脂机等设备，在临床中都取得了显著的效果。而随之派生出来的各种高频手术器专用附件（如双极电切剪、双极电切镜、电切镜汽化滚轮电极等）也为临床手术开拓了更广泛的使用范围。

（三）工作原理

在电外科手术中，由电外科器械产生的高频电流通过病人身体而产生治疗作用。电外科器械的作用电极将高频电流传至人体，与作用电极相接触的人体组织相应点上电流密度很高，在局部区域上产生足够热量，从而有控制地破坏组织，以达到预期的治疗效果。电外科器械的临床效果主要由电极的几何形状，高频电流的幅度、波形和作用时间决定。切割和凝血是公认的电外科治疗效应。其中，切割时电外科器械的作用电极的边缘犹如手术刀的刀口，表面积非常小。当用它接触组织时，电流以极高的密度流向组织。组织呈电阻性，在电极边缘有限范围内的组织的温度迅速上升，使该处组织中的细胞液很快蒸发，达到组织能被利索切开的目的，其效果犹如锋利的刀划开组织一样。连续的无衰减正弦电流能产生非常好的切割作用，但几乎无任何止血功能。电极附近的细胞在切割时很快蒸发而使组织塌陷，但温度并没有上升到足以使组织蛋白质变性的程度。而凝血则是通过封闭组织，从而阻止液体渗出或出血，一般有两种技术：干燥和电灼。在使用这两种技术的情况下，热量都从施加电流的位置流入组织，在靠近电极的有限区域内，组织的温度上升到足以达到干燥，或破坏组织，但无蒸发作用。干燥仅在电极与组织紧密接触时发生，电流以适当的密度扩散进入组织，使温度升高到足以破坏细胞的程度。相对而言，电流的波形对干燥效果并不重要，而电极与组织的接触面积必须足够大，电流或功率密度必须足够低，这样才能避免表面组织层细胞液的蒸发。简而言之，电外科器械在用于组织干燥时，是处于低输出电压、低输出阻抗的工作状态。

电灼技术也可实现凝血。仪器向电极提供高的开路电压，当该电极与被凝结组织保持微小间隙时，高电压（常为几千伏）使电极与组织之间的空气电离并产生火花，火花很快熄灭，其释放的能量在下一次放电产生以前就扩散到组织中。这样就产生整个区域的表面凝结，但不出现切割。烧灼的效果取决于电流波形，即要求输出电压具有高峰值系数（crest factor）和短的作用周期（duty cycle）。电外科器械是一个高频能量发生器，它产生的高频电流流过手术区域，以取得电外科效果。在电外科器械所形成的回路中至少有一个电极同发生器连接在一起，其他部分可以没有。我们用"单端"和"双端"表示是由一个导体还是两个导体来完成由发生器到病人的连接。在双端法模式中，将高频电流引到病人身上的电极称为"作用电极"，无论起哪一种治疗作用，如切割、干燥、烧灼等，由于此电极与组织的接触面积相当小，故电流流过组织的电流密度很高，可根据实际需要调节输出功率、电流波形及电极和组织的接触程度来达到预期的效果。在这个工作方式中，另有一电极与病人接触，其作用仅是提供仪器输出电流回路，通常此电极面积很大，称为扩散电极（也有将这个电极称为回程电极、无关电极或中性电极的）。

单端时，在电外科电流为射频的情况下，病人与周围空间和大地间因电容效应呈低阻抗，因此，可以不用扩散电极及电缆，而只用单个作用电极实现电外科作业。该技术通常只在低功率作业时使用，并且只能用一个输出端接地或参考接地的发生器来实现，而且仅对于具有高工作频率和丰富谐波输出的发生器较为有效。而最严重的缺点是，因为电外科发生器是接地型的，如果病人无意中与接地物体有导电性接触，那么这个触点就可能成为意外的电流通路，如果接触病人身体的面积很小就可能引起烧伤。另外，病人与地之间的耦合电容是个变量，它随病人在房间中的位置、大小和其他因素而变化，可能会导致电外科器械功能不良。总之，使用单端电极有不可避免的危险性，而使用双端法危险性小。另外，当使用双端法时，如果扩散电极与仪器的连接不良也可能造成相当于单端法的效果。这也是很危险的。所以，现在的很多电刀设备中都有自动检测电极是否连接完好的电路。如果自我检测发现电极连接不良，则仪器报警，同时不能输出电流，即仪器不工作。这样就可降低危险。

在有些情况下，如在某一小部位上的手术，为了提高手术的有效性，用两个作用电极（无扩散电极），这两个作用电极的面积都很小，电流密度比较高，在两个电极上都有治疗效果。电极形状如同镊子。这种电极也常用于各种显微外科手术中，如神经外科、脑外科、眼科等，常用于止血。另一种常用的电极是笔状态电极，外形如同一支墨水笔，两个电极都在笔尖处。此种电极可通过内窥镜使用。选择合适的输出回路，也有助于防止这类危险。输出回路的接地方式主要有三种，即直接接地、参考接地和浮地（隔离）三种方式。所谓参考接地，是指输出回路接一个与频率有关的阻抗，通常是电容。这种类型与直接接地没有原则性的不同。直接接地的缺点是扩散电极直接接地，很有可能因使用不当而使病人直接接地，如果病人与其他电气装置相连，这个装置也有可能成为另一个接地通路，电流经过这个电气装置而形成回路，造成意外伤害。使用参考接地，至少可以使50Hz市电电流受到限制。第三种输出方式是采用隔离输出回路，它不接地，即所谓的浮地。可以较好地解决上述问题。另外，在作用电极的电缆中串联一个电容，它能通过射频电流，但阻止低频电流通过。因为射频电流产生电外科热效应，而低频电流导致神经、肌肉的电刺激。

电外科器械所需的电流波形由发生器产生，经放大、控制并传输给病人而起到治疗效果。电刀所能产生的切割和凝血效应是由不同的射频电流波形所产生的最有效的切割电流波形，是没有调制或很少调制的正弦波。而最有效的烧灼电流波形是高峰值因数高调制的电流波形，尽管峰值因数被广泛认为是决定切割和凝固的一个突出的因素，但是它也许不是唯一的决定因素。连续波和非调制的正弦波具有纯切割性，而实际完全没有任何凝固和止血的可能性。真空管和晶体管电路技术同样能产生连续波，连续波的频率范围是250kHz~4MHz。凝血所用的电流波形是经过调制的正弦波，这种调制的正弦波可以通过电子技术而获得。如图4-10至图4-12所示。

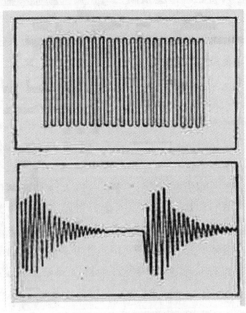

图4-10 电流连续波图形

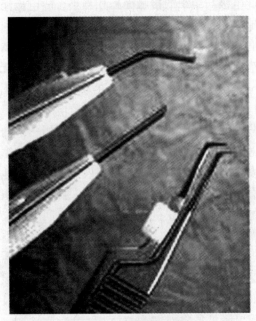

图4-11 笔状态电极

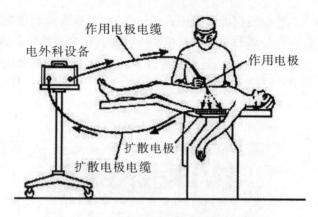

图 4 - 12 高频电刀的工作原理

（四）临床分类

高频电刀技术已经应用于临床多个领域，其中单极技术主要用于腔镜介入治疗，我们之后将具体介绍其在呼吸科的应用。

（1）多功能高频电刀：纯切、混切、单极电凝、电灼、双极电凝。

（2）单极高频电刀：纯切、混切、单极电凝、电灼。

（3）双极电凝器：双极电凝。

（4）电灼器：单极电灼。

（5）内镜专用高频发生器：纯切、混切、单极电凝。

（6）高频氩气刀：氩气保护切割、氩弧喷射凝血。

（7）多功能高频美容仪：点凝、电灼、超高频电灼。

（五）高频电刀在支气管肿瘤中的应用

1. 适应症

不易手术的大气道恶性肿瘤且伴有气道狭窄和阻塞，大气道腔内的良性肿瘤（除外血管瘤）。

2. 禁忌症

安装心脏起搏器的患者；外压性气道狭窄；血管瘤；严重气道狭窄，不能耐受纤维支气管镜检查者，宜在全麻下经硬质支气管镜进行操作。

3. 设备准备

（1）电刀组成：包括主机、电刀电柄、病人电极、脚踏开关等组件。

（2）根据病变组织，选择不同的刀柄。

（3）氩离子薄层电凝电极：金属电极不直接接触病变组织，而是通过使电极周围的氩等离子化放电形成氩离子薄层作用于组织。与常规发射治疗电极相比更适合快速止血和浅表组织的凝固坏死。其将在下文氩气刀中详述。

4. 模式选择

电刀提供三种选择模式，即"cut、coagulate、blent"。"cut"模式利用高频低压发挥慢加热作用使蛋白质变性，引起凝血效应；"coagulate"是通过有效电极尖端产生的高频高压电流使肌体组织产生分离和凝固；而"blent"模式结合了前两者的功能。一台性能全面的高频电刀除了具备进行手术等基本功能外，还有以下几项重要功能：①输出功率指示；②功率预置、调节；③病人极板检测报警；④工作音频指示；⑤输出口防误插功能；⑥手控、脚控功能。

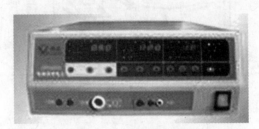

图 4 - 13　高频电刀仪

5. 术前准备

（1）全麻下借助硬质支气管镜介入电刀治疗。该方法有助于医生对治疗过程的控制。由于硬质支气管镜可以保持患者气道持续通畅，患者安全性高，医生可以随时清除气道内的分泌物、血液和坏死组织。因此，如果患者一般情况较差或患者依从性、耐受性较差，且病变位于患者气管或主支气管，建议采用硬质支气管镜介入。该方法需要患者按全麻手术做术前准备。

（2）局麻下借助纤维支气管镜或电子支气管镜介入。该方法操作相对简单，可在支气管镜室内完成。相比硬质支气管镜介入，医生可对较远端支气管或更小的病灶进行消融治疗；同时治疗中患者与医生发生灼伤或电击的可能性大大减少。然而，该法操作需要患者良好的配合，因此，术前必须告知患者治疗的必要性和治疗中可能发生的情况，取得患者的理解与配合，签署支气管镜检查与介入治疗知情同意书。术前8小时必须禁食及禁饮。

（3）患者取平卧位，在与病灶相对应的背部处放置电极板，在电极板上垫上生理盐水棉垫，并直接与患者的背部皮肤接触。按要求连接好发射电极、电极板、地线。

（4）技术路线：①2%利多卡因作鼻咽部表面麻醉，可酌情配合使用安定或可待因等药物。②手术过程中进行心电监护，低流量吸氧。③经鼻或口插入支气管镜达到病灶部位后，从活检孔引入高频电极，并伸出支气管镜末端至少0.5cm，以1cm左右为宜。近期生产的器械在末端有一绿色标志，电灼时器械以超出绿色标志为宜。④电刀治疗一般应由病灶中心开始再向周围逐步扩展。严重大气道阻塞的病灶，宜从气道近端开始向远端烧灼尽快复通气道。对狭窄程度较轻且支气管镜可见远端病变等，宜从病灶远端开始烧灼，从下而上，同时随时清除气道内的坏死分泌物等，保持视野清晰，便于操作。

（5）术后治疗：电刀治疗后，局部黏膜会出现充血、水肿、组织坏死等术后反应，导致术后气道阻塞加重，引流不畅及阻塞性感染。因此术后应该立即给予患者以下治疗：①抗生素治疗。使用时间根据气道黏膜恢复而定。②皮质类固醇短期全身以及雾化吸入治疗，减轻局部炎症反应。③电灼治疗3～4天后应该复查支气管镜，对焦痂、坏死组织及时清理干净，保持气道通畅。

6. 并发症防范及处理

（1）出血：对一些病灶血管丰富或有血管病变的疾病进行电刀治疗时，病灶容易出血。发生时可及时向局部注入冰生理盐水、肾上腺素及凝血酶等，或将设备转换至电凝止血。

（2）气胸或纵隔气肿：怀疑有气胸可能，应尽快进行胸片检查，及时对胸腔置管闭式引流。

（3）感染：感染可能由于无菌操作不严格所致，也有可能由电灼后局部坏死、组织肿胀、分泌物引流不畅等原因所致。因此，若患者术前术后有阻塞性感染，应及时使用抗生素控制感染。

（4）窒息：对气道内较大的肿瘤进行电切或圈套器治疗时，肿瘤脱落可能引起窒息。因此，在治疗过程中，必须保持气道通畅。

（5）气道、食道穿孔。

（6）心血管系统：治疗中，可能出现心率增加，血压升高，多因患者情绪紧张所致。因此，术前处理必须重视，同时做好心电监护，及时处理。

（7）氧燃烧：由于电灼局部病灶可能产生火花，如果患者又吸入高浓度氧气，可引起氧燃烧，爆炸。因此，电灼时应该低浓度吸氧或暂时停止吸氧。

（8）纤维化：电灼治疗后，局部组织可能出现纤维化。

（9）器械断裂：器械反复使用、老化可能导致器械断裂。因此，器械的保养以及术前检查非常重要。

7. 操作注意事项

（1）治疗时对直视下血供丰富的腔内肿物先进行电凝处理，对于出血较多者可适量应用肾上腺素、凝血酶等止血药物，因电凝本身具有止血作用，一般出血不多。

（2）在操作时嘱病人平静呼吸，尽量避免咳嗽。术者要动作轻柔、敏捷、准确、熟练，镜下视野清晰，吸净分泌物减少水分。尽量缩短气道介入治疗时间，减少并发症。

（3）每次电凝或电切时确定功率，通电时间最好不超过 10s，每次电灼深度最好不超过 5mm。电极板按要求连接好，所给盐水纱布水量不要过少，以免灼伤皮肤。

（4）气道介入治疗可引起通气量下降，使 PO_2 下降 8～20mmHg。监测血氧饱和度，若小于 90% 可在治疗过程中给予鼻导管吸氧。对并发呼吸衰竭的高危病例，在治疗中应严密监护，当 SpO_2 <85% 或 P>160 次/分钟时暂停操作，给予高流量吸氧或高频喷射呼吸机给氧，减少缺氧引起的并发症，但应注意高流量氧可致镜下着火，吸氧时应停止操作。

（5）对于管腔闭塞者，一定要在探明支气管走行后方可电切，并掌握深度，以免损伤支气管管壁黏膜并穿孔，导致气胸、纵隔气肿和大出血等。

（6）每次治疗时间在 1 小时左右。对较大病灶，可分次治疗，每次间隔 1 周左右。

8. 疗效评价

国外在 20 世纪 80 年代开始开展可弯曲支气管镜介导的高频电治疗，1984 年 Frizelly 等报道了 17 例气管腔内型肿瘤患者采用可弯曲支气管镜介导下的高频电治疗，结果 92% 的患者症状缓解，疗效平均维持时间 4～5 个月；1988 年 Hooper 等报道了他们采用高频电凝和圈套治疗 18 例良、恶性气道病变，5 例良性病变均获根治，13 例恶性病变治疗后气道阻塞症状均有显著改善；此后 Gerasin 等报道了 14 例恶性气道腔内病变在采用高频电治疗后，其中 10 例患者的腔内病变完全被清除，其余 4 例的腔内病灶 75% 被清除；1994 年 Sutedia 等报道了 7 例中央型肺癌患者在接受高频电治疗后有 15 例腔内型肿瘤完全被清除，2 例管外压迫型病灶未被清除。Coulter 等研究了 38 例气道狭窄（气道良性肿瘤 25 例、恶性肿瘤 13 例）患者，经纤维支气管镜高频电治疗，共进行了 47 次操作，治疗 68 个病灶，治疗有效率为 89%（42/47），没有发生严重的并发症。我国于 1984 年开始采用经支气管镜高频电刀对气管支气管良恶性肿瘤、炎性肉芽肿等进行治疗，近年来随着支气管镜介入技术的进步，采用支气管镜介入技术进行腔内肿瘤切除术，目前已陆续有多篇文献报道，均取得了很好的临床效果。如张耀亭报道 49 例中有 47 例（95.9%）疗效显著，厉为良报道 16 例病人治疗后大气道狭窄症状完全或大部分解除，刘惟优报道 26 例病人 25 例解除了气道阻塞。在报道的病例中，以恶性肿瘤引起的气道阻塞较为常见，对炎症形成的肉芽肿进行切除较为少见。支气管软骨瘤是临床少见的良性肿瘤，生长缓慢，起源于支气管软骨，病理单纯为软骨组织，当肿瘤逐渐增大堵塞大气道时出现咳嗽、呼吸困难、肺不张，病理须与错构瘤鉴别。经过支气管镜下的高频电刀治疗，直接将肿物切除，明显解除了气道阻塞继发的临床症状，对于肿瘤患者，具有放、化疗与手术所没有的优势，尤其对无手术适应症者，可延长病人生存期，提高生活质量。对于良性肿瘤患者，疗效直接，可达到临床治愈的效果，免去开胸手术之痛苦，并可保持良好的肺功能。图 4 - 14 及彩插图 139～141 为范晓云等经电子支气管镜高频电刀治疗一名 55 岁男性患者左上叶鳞癌，电刀治疗后左上叶基本通畅，局部肺得到复张。

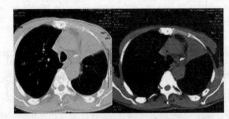 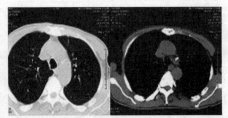

A. 治疗前可见左上肺不张　　　　　　B. 治疗后左上肺复张

图 4 - 14

（六）展望

高频电刀技术因其设备轻便、操作简单、价格便宜而深受医生欢迎，应用于多个学科。然而，其缺点也引起人们的关注。治疗过程中探头与组织接触而致粘连，强行拉开时导致组织损伤；电刀凝切组织深度不易控制，可能引起穿孔；气道内操作视野易模糊，出血量多时不易控制，等等。尽管有很多不足，但电刀仍然是目前临床上有效的介入消融技术，要求操作者熟练、巧妙地与其他介入技术联合使用。不断改进的介入技术正在发展，如近年发展起来的氩气刀技术就是高频电刀技术自我完善的体现。

五、支气管镜下氩气刀治疗肺癌

（一）概述

1. 氩气特性及氩气电凝的物理学原理

（1）氩气特性。

氩气是一种单原子、无色、无臭、无味的惰性气体，占空气体积的 0.93%。化学上，它是惰性和无毒的。在 10^5Pa 和 15℃条件下它与空气的相对密度为 1.380。氩气易于在高频电场中及相对较低的电压下被电离，在这一状态下其导电性极好。即使在电离状态，氩气也不和别的元素和物质形成化合物。另一与氩气相关的物理特性是不能被物理吸收，因而最好别把它吹入血管。氩气在电离状态时发出蓝白光，这有利于凝血操作，因为它显示了从器械到组织之间的路径。

（2）氩气电凝的物理学原理。

在氩气电凝中热凝所需的高频电流通过电离的导电的氩气束（氩等离子体）作用于目标组织。氩气在电极和组织之间的高频电场中被电离。因此，用于电离的电场强度必须足够大。电场强度 E 与电极和组织之间的电压 U_{FH} 成正比，与两者之间的距离 d 成反比。公式如下：

$$E = f\,(U_{FH}/d)$$

从原理上讲，其他气体也可应用于此，因为所有的气体都可以被电离。在这一点上，氩气电凝与喷射凝相类似，也是通过电离的气体使高频电流作用于组织，电极和组织之间并不接触。然而和其他气体比较而言，氩气特别适合于此，因为它具有以下几个化学特性：氩气易于在高频电场下电离，产生一个稳定的等离子体。氩气在化学上是惰性气体，不易和别的元素和物质形成化合物。简而言之，它对组织是中性的、无毒的，把它适当应用在临床上是安全的。另外，和其他惰性气体相比，氩气是比较便宜的。氩气电凝最突出的优势是组织不会汽化。它有一个最主要的优点，即凝血深度能自动地被表面组织层脱水形成的薄的电绝缘层所限制。这一优点在胃肠管道等的电凝手术中发挥了相当大的作用，它可以防止肠壁穿孔等副作用的产生。

2. 氩等离子体电凝治疗应用

（1）氩等离子体电凝治疗的发展。

氩等离子体电凝又称为氩气刀（Argon plasma coagulation，APC），是一种新型的高频电刀，通过电离的氩气将高频电流输送到靶组织，避免了电极与组织的直接接触，是一种非接触式的高频电凝技术。一般情况下并发穿孔和大出血可能性较低；而且对于金属支架置入术后并发的肿瘤组织增生所致气管狭窄的患者，采用氩等离子凝固进行治疗，不会造成金属支架的损伤。APC 最早于 1991 年由 Grund 引入消化内镜治疗。1994 年 APC 技术在德国被引入了气管内镜的治疗。近年来我国也引进了该技术，其操作简单、疗效稳定、使用安全，在临床上得到了广泛应用。

（2）氩等离子体电凝治疗原理。

APC 是一种利用氩等离子体束传导高频电流，无接触地凝固组织的治疗方法。高频电流能通过热效应，使组织失活和凝固。当高频电极输出的电流量增大为切割电流时，在电极周围形成氩气隔离层，将电极周围的氧气与电极隔离开，减少了电极工作时的氧化反应。肿瘤组织经 APC 电凝后形成 3 条均匀的带，即脱水干燥区（A）、凝固区（B）和失活区（C），肉眼下为焦痂形成。APC 引起的组织凝固坏死表浅，穿透力浅（3～5mm），烟雾少，视野清晰，探头不易被坏死物黏附，疗效容易观察，同时具有良好的止血效果。它适用于中心气道肿物的切除及治疗广泛的浅表性出血。

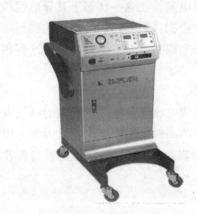

图 4 - 15　氩气刀设备

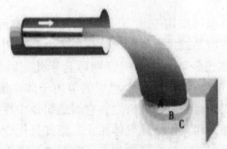

图 4 - 16　氩气刀作用示意图[①]
（A. 脱水干燥区；B. 凝固区；C. 失活区）

（3）等离子体电凝装置。

根据氩等离子体电凝技术的原理，氩等离子体电凝包括一个氩气源、一个高频发生器和一个适用于预期任务的手柄电极和脚踏开关，手柄电极和脚踏开关可以同时激活氩气源和高频发生器（见图 4 - 17）。

---

① 李泳群，冯华松，聂舟山等. 支气管镜下冷冻联合氩等离子电凝治疗中央气道肺癌. 临床肿瘤学杂志，2010（1）：64～66.

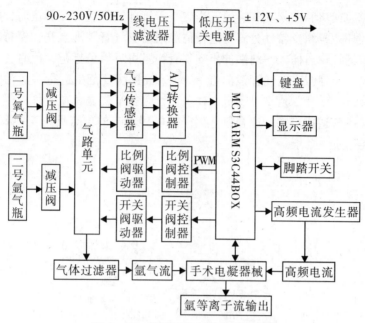

图 4-17 等离子体电凝器结构图①

（4）等离子体电凝技术的优势。

①安全。凝固深度浅表，且氩离子流能自动避开已凝固部（高阻抗），而流向尚在出血或未充分凝固部位，从而能够自动搜索病变组织限制凝固深度，避免因组织过度凝固而导致的穿孔风险。

②高效。大多数患者治疗一次后呼吸困难就有明显缓解，有利于患者进行下一步的治疗。

③并发症少。大部分患者未出现气胸、咯血等并发症。

④对已置入的金属支架无破坏作用，可安全地进行堵塞支架的再通术。

⑤非接触性。氩气探头的非接触性使用避免了接触性治疗引起的探头粘连。

⑥烟雾小，视野清晰，易操作，装置轻便。

（二）支气管镜下氩等离子体电凝治疗方法

1. 术前准备

在实施介入治疗前，常规检查凝血功能、血气分析、心电图等。做胸部 CT 或 MRI 检查，对肺癌进行分期，对患者全身情况进行仔细评估。行支气管镜检查，了解病变的性质程度和范围。

2. 操作方法

麻醉同常规支气管镜检查，准备好等离子体凝固器，打开氩气瓶气阀，调节气流速度，以 0.3~2L/min 为宜，调整输出功率≥50W。橡胶电极板放置于患者手臂下，与皮肤

① 武文芳. 氩等离子电凝技术. 北京生物医学工程, 2006（1）: 103~104.

直接接触。经鼻腔或口腔插入支气管镜，当支气管镜前端到达病变部位时，根据病变部位情况对局部肉芽坏死组织及脓性分泌物进行清除或行支气管肺泡灌洗，保持视野清晰，将氩气喷射管沿着活检钳道插入，前端伸出支气管镜且可见黑色标记，此时支气管镜前端距病变部位约2cm，导管伸出支气管镜前端≥1cm，根据病变范围进行多点治疗，每次踩脚踏的治疗时间≤5s，治疗深度2～3mm。对支气管腔狭窄明显者在氩气刀凝固治疗前后可联合高压球囊扩张气道成形术。适合氩等离子体电凝治疗的位点见图4－18，治疗效果见彩插图142～144。

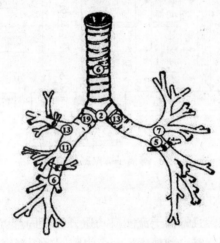

图4－18　适合APC治疗的肿瘤位点

3. 注意事项

（1）内镜下APC治疗前首先应在体外进行测试，检查氩气软管有无损坏，若氩气软管有破损则必须停止使用。

（2）高频电输出的功率及使用时间决定氩离子对病灶凝固的深度，因此在功率确定后，掌握好作用时间是把握凝固深度的关键。

（3）在治疗过程中，注意避免高浓度吸氧，以防止气道烧伤。

（4）内镜视野下至少要看到氩气喷射管的第1个黑环后才可踩踏蓝色脚踏开关，以防止机械或电凝导致的意外损伤。

（5）喷射管应与病变部位保持适当距离，以确保足够的电场强度电离氩气。同时注意避免将氩气注入黏膜下，以免引起组织气肿、血管气栓等并发症。

（6）术中密切观察患者血氧饱和度，若血氧饱和度下降明显，则立即停止手术，给予充分吸氧，待血氧饱和度恢复后再进行治疗。

4. 疗效判断标准

（1）呼吸困难指数按照美国胸科协会气促评分标准进行评估：0级：正常；1级：快步走时出现气促；2级：平常速度步行时出现气促；3级：平常速度步行时因出现气促而停止步行；4级：轻微活动后出现气促。

（2）体力状况变化（KPS评分）：以Karnofsky体力状况计分标准评定比较。

（3）肺功能评价：在进行局部 APC 等治疗前后进行肺功能检查，并进行疗效比较。

（4）胸部影像学检查：通过胸片或胸部 CT 进行局部治疗前后检查，并进行疗效比较。

（5）气道狭窄再通采用 Bergler 的标准进行疗效观察：

①完全有效：腔内病灶完全清除，功能恢复正常；

②部分有效：超过 50% 的狭窄管腔重新开放，功能检查大致正常，患者主观症状改善；

③轻度有效：狭窄改善不足 50%，但经引流狭窄远端肺部炎症消散；

④无效：临床上无主观和客观改善证据。

5. 并发症及其处理

部分患者治疗过程中如出现咳嗽、血氧饱和度下降、咽部不适等，治疗结束后可自行缓解，治疗过程中如出现大咯血、支气管壁穿孔、气胸、心脏或呼吸骤停等严重并发症应及时予以相应处理。

（三）支气管镜下氩等离子体电凝治疗进展

经支气管镜 APC 治疗中央型肺癌，能明显减轻气道阻塞，从而迅速缓解患者的呼吸困难等症状，提高其生活质量，增强其治疗信心，赢得治疗时间。杨红忠等对 31 例腔内中央型肺癌（鳞癌 19 例、腺癌 7 例、小细胞未分化癌 5 例）患者，经支气管镜下 APC 治疗，结果 31 例肺癌患者共进行 96 次 APC 治疗（其中 19 例 3 次，9 例 4 次，3 例 1 次），完全有效 15 例（48.4%），部分有效 12 例（38.7%），轻度有效 4 例（12.9%），总有效率达 100%。患者咳嗽、呼吸困难、咯血症状消失或有不同程度改善，原有阻塞性肺炎、肺不张好转或消失。王江红等经支气管镜对 21 例中央型肺癌（鳞癌 15 例、腺癌 3 例、腺鳞癌 1 例、神经内分泌癌 2 例）患者进行 APC 治疗，结果显示 21 例患者经 54 次治疗后完全有效 6 例（28.6%）、部分有效 14 例（66.7%）、轻度有效 1 例（4.8%）、无效 0 例，总有效率达 100%。罗炳清等对 55 例经支气管镜活检确诊的合并中心气道狭窄的晚期肺癌患者，在支气管镜引导下行 APC 治疗，结果 55 例患者共行 APC 治疗 150 次，临床评价完全有效 12 例（21.82%），部分有效 25 例（45.45%），轻度有效 17 例（30.91%），无效 1 例（1.81%）。Reichle 等对 364 例患者进行了 482 次支气管镜下 APC 治疗，其中 186 例恶性气道狭窄患者经 APC 治疗后，2/3 的患者部分或全部达到了预期的治疗目的，29% 的患者至少出现了轻度的气道重新开放，只有 7% 因为无效而放弃治疗。有 5 例发生直接早期并发症，包括纵隔气肿、皮下气肿、气胸，经治疗后完全恢复。

APC 通过热效应使组织依次产生痉挛、凝固和失活，达到消除病灶和止血功能，肉眼下焦痂形成，手术疗效容易观察，同时具有良好的止血效果，但焦痂形成后继续电凝，热量无法透过焦痂对深部肿瘤形成杀伤，因此电凝一次后必须对焦痂进行清除。APC 后焦痂的清除方法传统上是使用活检钳，但由于活检钳钳夹的组织小，效率低，导致手术时间延长，钳夹过深时还容易导致大出血危及生命。因此，近年来有研究表明，APC 联合冷冻可以在一定程度上弥补单一疗法的不足，提高手术效率、安全性及疗效。

APC 联合冷冻治疗具有明显优势，手术步骤可采用 APC 和冻切治疗重复循环的方式，癌组织经 APC 凝切后，表面焦痂形成，用冻切这种"钳夹"工具去除焦痂速度快，大大提高了手术效率，1次APC凝切后，冻切2~3次，肉眼可见焦痂可完全清除，明显缩短了手术时间。同时冻切时的安全性也大大提高，冷冻后在化冻过程中容易出血，而APC具有良好的止血能力，冷冻后立刻用APC电凝出血部位，可以让癌组织坏死，同时取得良好的止血效果。

韦宗辉等对32例中央型肺癌患者采用全麻下经电子支气管镜应用APC联合冷冻治疗中央气道阻塞性病变。术中采用APC、冻切重复进行。结果表明32例患者共接受治疗52次，术前呼吸困难指数为（5.01±1.47）分，术后为（3.56±1.43）分，手术前后比较，差异有统计学意义（$P < 0.05$）；复查支气管镜，完全有效13例，部分有效12例，轻度有效4例，无效3例。张孝彬等将中央型肺癌大气道阻塞患者82例次，用简单随机法分为Ⅰ组（APC联合冷冻治疗组）30例次，Ⅱ组（APC治疗组）25例次、Ⅲ组（冷冻治疗组）27例次，分别予以APC联合冷冻治疗、单纯APC治疗、单纯冷冻治疗。结果Ⅰ组有效率较Ⅱ组、Ⅲ组明显提高。这表明，与单一使用APC或冷冻治疗比较，APC联合冷冻治疗中央型肺癌大气道阻塞的疗效进一步提高。

APC治疗虽能迅速解除气道狭窄、缓解症状，但多为姑息性治疗，如果不配合综合治疗，肿瘤可能继续生长，气道狭窄将再次发生。因此，患者应该在APC治疗前后加用全身化疗及局部放疗效果才会更好。APC治疗与化疗能产生协同作用，显著提高疗效，其机理为：①APC治疗后肿瘤细胞可产生高温耐受性，而化疗可以阻止耐热现象的发生，增强APC治疗抗肿瘤效应；②APC治疗后肿瘤组织对化疗药物的摄取增加，延长化疗药物在肿瘤组织的停留时间，增加肿瘤组织对化疗药物的敏感性。

（四）结论

APC是解除中央型肺癌管腔堵塞的理想手段，值得临床运用和推广。与支气管镜介入其他方法联合应用（如冷冻治疗），能提高疗效并减少并发症发生。治疗还需要配合综合治疗（如化疗），避免肿瘤继续快速生长而再次引起气道堵塞。

六、高强度聚焦超声的发展与肺癌治疗

（一）概述

1. 高强度聚焦超声定义及其原理

（1）定义。聚焦超声刀是"高能量聚焦超声肿瘤治疗系统"（high-intensity focused ultrasound）的俗称，也称为"HIFU肿瘤治疗系统"或"HIFU刀"。这是一种无创伤的非介入性疗法，它利用超声声束的可汇聚性和可穿透性等物理特点，将超声能量聚集在空间很小的焦域上，产生极高的声强。如此的超声波透过体表，在体内的病灶上聚焦为一个很小的焦斑区，该区域内的声强可达到每平方毫米数百至数千瓦，温度在短时间内上升到65℃以上，使区域内组织产生不可逆转的凝固性坏死，而对焦点周围组织没有明显影响。

（2）基本原理。利用适当频率超声波的束射会聚特性、在人体组织中的良好穿透性和组织固有的吸声特性，所吸收的声能转化的热能使组织升温至蛋白质变性阈值温度（毒理

温度），从而发生凝固性坏死，将单元损伤由点到线，由线到面，由面到体无间隔累积，最终将病灶整体性消融。其物理机制及生物学特性如下：

①物理机制。HIFU 导致靶组织损伤是多种机制综合影响的结果。其机械机制是超声波的基本、原始作用，当超声波在媒质中传播时，媒质质点高速振动，形成巨大的交变声压，加速度是重力加速度的几十万倍。同时，媒质分子剧烈振动可引起摩擦黏滞损耗、热传导损耗和一些分子弛豫过程，将一部分有序的声波振动能量转化成无序的分子热运动能量，使自身温度升高，即为热机制。超声能量作用于媒质的另一重要物理机制为空化机制，即媒质中的微小气泡在超声波作用下被激活，表现出振荡、生长、收缩、崩溃等一系列动力学过程。在声场负压半周期内，液相分子引力被打破，随即断裂产生空化核（微小气泡），空化核迅速膨胀、拉伸，在正压半周期下突然收缩、崩溃。此时气泡内的温度升高，压力可达数百个大气压，在气泡及周围的微小空间形成所谓的"热点"。

②生物学特性。

A. 热效应：在局部组织产生瞬时的 60℃ 以上的高温，使组织发生凝固性坏死而达到消融肿瘤的目的。

B. 机械效应：组织细胞分子受到超声波的高频振荡，引起细胞溶解、功能改变、DNA 大分子降解及蛋白质变性，同时细胞间黏滞系数降低，细胞分离脱落。

C. 空化效应：高强度超声引起组织内正负压交替，引起组织内部的微小气泡发生压缩、膨胀而破裂，导致细胞坏死。

D. 破坏滋养血管：对直径 <0.2mm 的血管直接破坏，阻止血管生长因子的生成，微小血管收缩闭塞。

E. 免疫效应：间接促进 Th 淋巴细胞的发育成熟、激活 CTL 活性、诱导 HSP27 表达等。促进肿瘤抗原暴露，有利于机体的血液和组织中抗体、补体与肿瘤抗原结合，合成热休克蛋白，以及白介素、肿瘤坏死因子等生物活性因子的聚集，形成固化瘤苗等效应，刺激机体主动免疫。

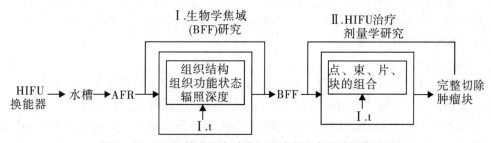

图 4-19　HIFU 技术及在肿瘤切除技术中应用的总体思路

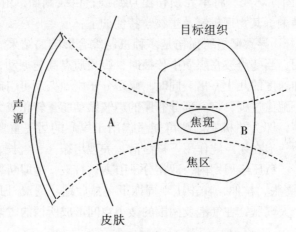

图 4 - 20　高强度聚焦超声治疗原理图

2. 高强度聚焦超声的发展历程

1927 年，Wood 报告了聚焦超声的物理和生物效应，发现了超声聚焦后产生热效应。1942 年，Lynn 将 HIFU 作为神经行为学研究的一种实验手段，用以损伤组织，发表了有史以来的第一份报告。1950—1960 年，Fry 等通过切除部分颅骨打开声窗，用于治疗帕金森症，因同时出现了治疗该症的有效药物左旋多巴而未能推行。20 世纪 80 年代，Lizzi 等用 HIFU 治疗青光眼等，因同时出现了更为方便的激光疗法而被替代。1996 年，Vallancien 等报告采用 HIFU 方法治疗 25 例浅表膀胱肿瘤，因治疗过程需要麻醉，与 TURBT 治疗膀胱癌比较并无明显优势而未能推行。20 世纪 90 年代中期，法国 EDAP 公司和美国聚焦外科公司分别研制出经直肠治疗局灶性前列腺癌的 HIFU 设备（Ablatherm 和 Sonablate 500），并获美国食品与药品监督管理局（FDA）批准，目前已治疗了数千例前列腺癌患者。20 世纪 90 年代后期，中国的 HIFU 发展迅速，在临床应用方面走在世界前列，代表公司有北京源德和重庆海扶，目前在中国已有近 300 家医院开展 HIFU 治疗，治疗病例总数达数万例。2004 年，以色列 Insightec 公司生产的 Exablate 2000 获得美国食品药品监督认证，用来治疗子宫肌瘤和乳腺纤维瘤。

3. HIFU 源的介绍

HIFU 源，即治疗超声换能器（探头），对它的研究是 HIFU 技术中的核心部分。所用材料、聚焦方式、频率、照射强度和形状的选择是 HIFU 源研究的主要内容。

早期的 HIFU 技术是用凹面石英晶体或平面石英晶体和聚苯乙烯声透镜获得聚焦超声波。近年来，石英晶体已被电声效率较高的压电陶瓷材料（PZT：PZT - 4，PZT - 8）所替代，而且聚焦方式也根据实际需要而趋于多样化。从总体上来讲，目前的超声治疗探头可分为两大类：一类为腔内治疗探头；另一类为体外用聚焦探头。

腔内治疗探头主要用于泌尿系统疾病，特别是用于对前列腺疾病的治疗。由于受腔内空间的限制，腔内治疗探头一般比较小，而且治疗探头和成像探头集成在一起。成像探头与治疗探头一般采用三种方式集成在一起：①治疗探头中间挖空，用来安装成像探头；②治疗探头和成像探头相背安装，通过旋转 180°切换工作探头；③治疗探头和成像探头为同一换能器，根据需要切换其工作方式。腔内治疗探头主要采用的聚焦方式有凹球面自聚焦、电子扫描或相位控制聚焦。凹球面自聚焦探头现在一般采用环阵结构，以利于对聚焦进行微调；电子扫描或相位控制聚焦探头一般采用线阵结构。

体外用聚焦探头由于受空间限制较小，可根据治疗部位作灵活选择，所以种类比较多。常用的体外用聚焦探头主要有以下几种形式：

（1）球面自聚焦换能器。该类换能器可直接做成球冠状或将多个球面（球面环或球面片）黏合为一个球冠状，大小可根据治疗深度作比较灵活的选择。一般采用机械扫描方式，当用环阵结构时，通过相控或电子扫描与机械扫描相结合的方式实现三维立体扫描。

（2）声透镜聚焦换能器。该类换能器为圆片状换能器外贴一声透镜组成。该类换能器的特性与球面聚焦换能器的特性比较相似。

（3）大功率多元超声换能器。该类换能器采用大面积多阵元设计，加热深度一般较深（15cm或更深）。

（4）电子扫描或相控阵列聚焦换能器。该类换能器是近年来研究得较多的一类换能器。与其他换能器相比，阵列换能器易于实现计算机控制。但当需要深度聚焦时所需阵元数大大增加，设备复杂度和成本将大为增加。

总之，以上各类聚焦换能器设计各有优缺点。单元聚焦换能器制作简单，通过改变透镜或晶片形状来满足不同的要求，对某些浅表及声源尺寸要求较小的情况有着特殊的优势。多元聚焦一般采用非相干聚焦，对于深部肿瘤治疗具有很大的优势，但是电路较为复杂，体积大，且各单元之间的一致性要求较高。电子扫描或相控阵列从理论上讲，易于实现计算机的精确控制，但是目前还存在电路复杂、非线性效应影响较大、难以在较深的组织内产生足够强度的聚焦声束等不利因素和工程技术问题。

治疗用超声频率的选择在很大程度上由目标深度决定。因为超声频率越低，穿透组织的能力越强，组织的声吸收系数越小，对声能吸收能力越低，所以超声频率的选择应在低衰减和高吸收两者之间作合适的折中，既要保证有足够的能量到达目标区域，又要确保目标区域内有足够的声能吸收，以得到所需的温升。

对聚焦治疗超声照射剂量的量化分析，早期是用加在石英晶体上的电压来表征的。当认识到超声对组织的破坏主要是靠组织的热效应后，超声对组织热作用的测量便改用热敏探针。在早期的研究中，也有用强度的空间峰值和时间均值来表示的，但是没有指明强度的具体含义。Hill等建议采用强度参数ISAL来表示幅照剂量。ISAL定义为声强度，是指在线性条件下，对声压最大值一半所包围的区域进行空间平均。该值的大小可从总功率和声束形状来确定。在最大声压半值轮廓线内取强度平均值，相应的焦斑宽度也就可以确定下来。

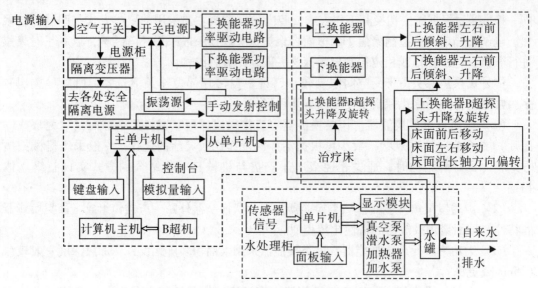

图4-21 FEP-BY02型高能聚焦超声肿瘤治疗机的原理与应用

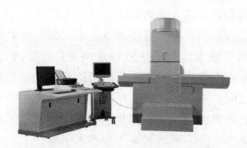

图4-22 HIFU-2001高强度聚焦超声肿瘤治疗系统

4. HIFU 成像方式和消融区域的影像特征

HIFU 治疗是对病灶进行定位消融损坏,同时应尽量避免损坏病灶周围的正常组织,这就需要精确的定位系统和可靠的消融损坏程度监视和评估方式。由于病灶一般都在身体内部,所以对病灶和消融区域进行成像和图像分析是 HIFU 技术研究和发展的不可缺少的内容。目前 HIFU 研究中采用的成像方式主要有常规 B 超成像,CT、MRI,弹性成像等。

因为常规 B 超成像不仅成本较低,而且 B 超成像探头易于和 HIFU 治疗探头集成和固定在一起,便于操作,所以常规 B 超成像成为 HIFU 研究中运用最广的成像方式。对于球面自聚焦和声透镜聚焦,一般都将 B 超成像探头或改装的 B 超成像探头固定于治疗换能器对称中心处的孔里;对于电子扫描或相控阵列聚焦换能器,一般根据需要切换其工作方式。CT、MRI 也可用于 HIFU 治疗肿瘤过程中的监控,但由于其不能实时监控,费用相对较高,应用受到一定限制。

弹性图像是一种基于组织弹性特征的成像方式,该成像方式虽然在临床上还没得以应用,但是近年来的许多研究初步显示,该成像模式在 HIFU 技术的研究中有着重要的意义。对用 HIFU 照射治疗的组织进行解剖后的组织学分析显示,被 HIFU 消融损坏的组织的弹性明显要比其周围的正常组织小得多，而弹性图像对组织弹性模量的变化是比较敏感的，所以，弹性图像不像常规 B 超图像那样受焦斑处的空化、气泡的影响较大。

在实际应用中，根据需要，其他的成像方式往往也被应用于 HIFU 的研究中，如 Doppler 成像被应用于 HIFU 对血流影响、血液凝结等的分析。

5. HIFU 的生物学效应

（1）HIFU 对肿瘤细胞株的生物学效应。

HIFU 治疗的效果取决于其对肿瘤细胞的生物学效应，而超声对细胞最直接的影响是细胞和细胞器形态的变化。Ashush 等应用 $103.7W/cm^2$ 的超声辐照淋巴瘤细胞株 HL - 60、K562 和 U973，发现辐照 30s 后细胞染色质浓缩、核碎裂、凋亡小体形成，表明空化作用所产生的压力、热及气泡破裂所产生的切应力等可致细胞破坏。另有研究报道 HIFU 可通过热效应、空化效应改变细胞膜通透性，导致细胞功能发生异常。空化效应可以直接撕裂肿瘤细胞，且声强高时对肿瘤细胞的破坏作用以空化效应或空化和热效应为主，可见 HIFU 区别于以往的热疗，其空化效应十分重要。

随着对生物学效应认识的逐渐提高，人们尝试在分子水平探讨 HIFU 的作用机制。范海涛等研究 HIFU 治疗对人膀胱癌细胞的杀伤作用，发现 HIFU 治疗后癌细胞死亡率增高，增殖活性降低，G_0/G_1 期细胞数增加，S 期细胞数减少，认为上述表现与癌细胞受热后 HSP70 表达阳性的细胞数升高有关。研究发现，HIFU 诱导肺癌细胞凋亡时，细胞增殖和凋亡相关基因（P53、FAS、BAX 及 HSP70）均明显表达。虽然诱导细胞凋亡的因素和信号传导途径不同，但基因表达的改变可能与超声热效应诱导细胞凋亡有关，同时空化效应在损伤细胞膜、DNA 等结构上，同样起到抑制细胞增殖、诱导细胞凋亡的作用。

随着如何最大限度地破坏肿瘤细胞或抑制其增殖，同时将对正常细胞的损伤控制在最小程度逐渐被人们所关注，部分学者转而研究 HIFU 辐照剂量与癌细胞死亡的关系。叶欣等应用 HIFU 辐照 CT26 细胞株，发现 CT26 细胞的死亡率与 HIFU 辐照声强和时间成正比，全部杀死 CT26 细胞的最小辐照剂量为 $600W/cm^2 \times 30s$，但死亡细胞的形态不一；而 $1\ 000W/cm^2 \times 30s$ 是将 CT26 细胞完全灭活的剂量，此时死亡细胞几乎完全为细胞碎片；上述结果表明，随着辐照时间和声强的增加，肿瘤细胞吸收声能增多，热效应和空化效应更加明显。吴刚等摒除热效应后将不同剂量的 HIFU 辐照单独及联合顺铂作用于人膀胱癌细胞株，发现单用 HIFU 辐照可短暂抑制癌细胞生长，而低剂量 HIFU 联合顺铂对肿瘤的抑制作用明显增加，高剂量 HIFU 联合顺铂可使癌细胞生长增殖在 10 天内基本停滞，表明以空化、机械效应为主的 HIFU 可抑制癌细胞的生长，剂量越高，作用越明显，且对顺铂有增敏作用。

（2）HIFU 对活体组织和器官的生物学效应。

HIFU 对生物组织产生生物学效应以进行治疗，实际上是对整个机体产生作用，激发后续的连锁反应。作为机体的一部分，活体组织和器官的组织结构、细胞及大分子功能、生理过程和所处的内环境与离体条件下是不同的，因此活体组织和器官所发生的变化更受关注。杨竹等报道，子宫腺肌病经 HIFU 辐照后，腺上皮细胞固缩、细胞膜断裂、胞浆内髓样结构形成、核膜消失。Fruehauf 等对 12 例确诊的子宫肌瘤患者行 HIFU 治疗，肉眼见子宫内膜以出血为主，肌层有黄白相间的坏死区，范围较局限；镜下可见子宫内膜因小血管破裂而溢出大量红细胞，腺体结构少量破坏，细胞核固缩，间质水肿；表明 HIFU 辐照可使靶区组织发生凝固性坏死，出现细胞膜结构破坏及细胞核固缩等典型表现。吴蓉等将 HIFU 用于裸鼠卵巢癌皮下移植瘤，同样发现靶区凝固性坏死改变。

HIFU 辐照后长期的病理变化过程对深入研究 HIFU 辐照后机体的转归十分重要。Noble 等对兔外伤性脾出血 HIFU 辐照区的生物学变化过程进行观察，肉眼见辐照后 1 天辐照区周围有轻度炎症，7 天后该区颜色变浅，14～28 天受损组织逐渐萎缩，60 天后瘢痕形成；镜下可见辐照后前 3 天坏死区偶有脾细胞碎片，周围组织明显充血，有大量红细胞浸润，14 天时坏死区可见成纤维细胞，60 天时可见瘢痕组织。Luo 等应用 HIFU 辐照正常兔肝脏，分别于辐照后即刻、1、3、7、14 天解剖观察，肉眼见靶区组织呈灰白或浅黄色，3～14 天后逐渐形成瘢痕组织；1～3 天镜下仅见少量炎性细胞团块及散在红细胞，3 天后靶区出现广泛的细胞坏死，其周围可见由纤维结缔组织和小血管构成的与正常组织分界清楚的纤维条带。有学者用 HIFU 辐照兔后肢骨骼肌，在前 3 天内同样发现灰白色的辐照区周围有充血带，部分骨骼肌细胞膜及细胞核溶解，细胞水肿明显，与正常组织界限清楚；4～9 天辐照区边缘出现由巨噬细胞、少量淋巴细胞及嗜酸性粒细胞构成的炎症细胞带，并见肉芽肿形成；14 天后辐照区逐渐收缩，成纤维细胞和巨噬细胞浸润，脂肪组织逐渐替代破裂的肌肉组织与周围正常组织融合。HIFU 辐照后，组织进行损伤修复时大致要经历三个时期：一期（1～3 天）主要表现为受损区凝固性坏死、出血，轻度的炎症反应和周围组织充血、水肿等；二期（4～14 天）为成纤维细胞浸润、肉芽肿形成；三期（14 天后）组织增生修复基本完成，瘢痕组织形成。这种不完全修复为阐明 HIFU 作用后机体变化提供了参考和依据。

部分学者认为不仅要观察靶区组织的生物学行为变化，更要关注变化的原因和辐照区周围的情况。曹友德等将 HIFU 用于治疗晚期乳腺癌，病理证实靶区外无肿瘤组织残留，靶区内乳腺癌细胞坏死，原因可能与肿瘤组织生长能力、侵袭转移能力丧失和端粒酶失活，癌基因 C－erbB－2 破坏或转录下降有关；Cao 等同时发现 HIFU 治疗后乳腺癌同侧腋窝淋巴结反应性增生明显，表明免疫功能明显增强。这种 HIFU 治疗后的异位效应，推测是 HIFU 辐照降低了肿瘤对机体的免疫抑制作用，同时激活了抗肿瘤免疫反应。邓凤莲等发现 HIFU 治疗子宫肌瘤时，子宫后方的骶骨 MR 信号也有异常改变。

HIFU 对不同的组织器官产生不同的生物学效应，效应表达差异主要取决于两方面：HIFU 的物理参数（其中输出功率和治疗总时间是关键）及组织或器官的生物学特性。

6. HIFU 在治疗肿瘤方面的适应症及禁忌症

HIFU 由于其微创的特点，因而有广泛的适应症，适应于实质性脏器的多种肿瘤的治疗，如肝癌、乳腺癌、骨肉瘤、肺癌（周围型）、肾癌、软组织瘤、转移瘤、子宫及附件肿瘤等。在 HIFU 肿瘤治疗中，应根据肿瘤的分期、部位、与邻近器官的关系、超声通道条件，尽可能对肿瘤实施完全的热消融，但由于受到 HIFU 技术本身诸多不确定因素的限制及局部解剖结构的复杂性，加上临床应用时间尚短，临床缺乏随机对照资料，因此目前 HIFU 主要用于肿瘤的局部姑息治疗，主要用于手术无法根治切除的实体肿瘤，是肿瘤综合治疗的方法之一。

（1）适应症。

总体上讲，靶区不应有阻碍声波传导的组织，如骨骼、疤痕、气体等。HIFU 用于治疗局限的边界清晰的病灶，不用于治疗弥漫病灶。但不同的肿瘤有不同的适应症。

软组织肉瘤：B 超能显示病灶，耐受麻醉。皮肤条件允许的各种恶性软组织肿瘤均适合 HIFU 治疗。

骨肉瘤：年龄 >15 岁，骨生长发育已成熟；Ⅱa 期、Ⅱb 期化疗反应好者；重要神经、血管未被侵犯；肿瘤能完全切除：病人有强烈的保肢愿望；所保留肢体功能优于假肢；术后局部复发率及转移率不应高于截肢。

乳腺癌：Ⅰ、Ⅱ期乳腺癌；手术切除后复发者；Ⅳ期肿瘤的姑息治疗。

肝癌：直径≤12cm 的单个结节；右肝癌伴卫星灶 <4 个；术后复发，TAE 治疗失败；肝功能 Child 分级 A、B 级。

（2）禁忌症。

软组织肉瘤：四肢的肿瘤已侵及主要的神经且伴功能障碍；头颈部、胸部、纵膈内软组织肉瘤者；腹腔、腹膜后已侵及含气脏器。术后复发多个病灶（姑息性）。

骨肉瘤：颅骨、髋关节、脊椎、手骨的肿瘤，严重溶骨性肿瘤，皮下组织或/和皮肤广泛受累，皮肤破溃者；皮肤有严重放射性损伤，术后皮肤大量瘢痕者；病理性骨折未愈；经辅助治疗，邻近关节活动严重受限伴畸形者。

乳腺癌：多中心性乳腺癌，Ⅲ、Ⅳ期乳腺癌，乳晕下乳腺癌。

肝癌：弥漫型（结节≥5 个），晚期肝癌伴重度黄疸、肝性脑病、大量腹水及恶病质者。

7. 高强度聚焦超声的优势

它具有无创、安全、无组织特异性、并发症少、疗效确切、癌性癌痛缓解率高、生活质量明显提高等优点，符合现代肿瘤治疗的基本理念；减轻患者痛苦、提高其生活质量、延长生存期。同时可以与手术、放疗、化疗或介入联合治疗良恶性实体肿瘤，发挥独特的治疗效果。

8. 高强度聚焦超声存在的不足

HIFU 治疗也有其局限性：①在治疗某些部位的肿瘤时（如肝癌），遇到肋骨会阻碍声束入射，就必须切除部分肋骨，这样会给患者带来痛苦。②治疗过程中某些脏器存在着一定的动度，给靶点确定带来难度。③由于聚焦区域小，对于大体积肿瘤必须进行扫描治疗，因此对定位和跟踪技术要求很高；另外人体组织结构及肿瘤部位形态复杂，也给治疗带来了困难。④尽管 HIFU 属于微创疗法，但如果操作不当或对适应症掌握不准确，亦会造成不必要的损伤，如皮肤灼伤、大血管和神经误伤等。

（二）高强度聚焦超声在肺癌中的应用

1. 概述

有研究者认为，由于肺组织为含气组织，B 超下不易观察，故肺癌的 HIFU 治疗是在 CT 引导下进行的。中央型肺癌受解剖部位的影响不适合用 HIFU 治疗，故 HIFU 主要用于治疗周围型肺部恶性肿瘤。多数肿瘤经 HIFU 治疗后在 3 个月左右体积明显缩小，病情趋于稳定，术后并发症较少见，偶有发热、局部疼痛、气胸及（或）少量血胸，对症处理即可。对于年老体弱、不能耐受手术的患者特别适合采用 HIFU 治疗，对于肺外围的孤立病灶可获治愈，是一种较为安全有效的肺癌的治疗方法。

也有学者提出，临床中对于正常肺组织，当超声波到达肺内空气界面时，会在其表面出现近似全反射的强烈回声。但是在病理情况下，尤其是对于贴近胸壁的外周型肺癌，肿瘤表面肺组织内气体减少或消失，由于肿瘤所产生的新组织界面可作为良好的超声窗，声束因此易于进入肿瘤组织。良好的声环境既有利于超声显像，使之能对肺肿瘤进行定位和实时监控，又能使治疗超声束进入肿瘤组织。显像超声与治疗超声具有相同的物理特性，因此只要超声能显像的周围型肺癌，对其进行 HIFU 治疗是完全可能的。但目前国内外在 B 超下 HIFU 治疗肺癌方面鲜有报道。

袁淑兰等研究发现，HIFU 对人肺癌细胞有明显杀伤抑制作用及诱导凋亡作用，其诱导细胞凋亡的机制可能是通过上调 p53、box 等细胞凋亡基因的表达而完成的，其作用机制和临床应用尚需进一步研究。也有大量文献报道的治疗结果表明，HIFU 治疗后可刺激机体免疫系统，对人体免疫反应产生一定的促进作用。张桐民的研究表明 HIFU 协同紫杉醇热敏脂质体治疗小鼠 Lewis 肺癌具有明显的抑瘤效果。HIFU 可以作为热敏脂质体靶向治疗肿瘤的热源。

2. 高强度聚焦超声治疗肺癌的方法

（1）术前准备：患者经影像学检查确定病灶位置、大小、形态和与邻近器官的关系，确定治疗体位及方案，还有术前治疗区皮肤备皮。对老年患者，尤其心肺功能差的患者，随时观察生命体征的变化，备好氧气、气管插管、心电除颤等抢救设备。

（2）麻醉方法：患者采用全身麻醉方式。

（3）治疗方式：患者多采用仰卧位。监控 B 超或 CT 下再次确定病灶部位、大小、形态和与邻近组织的关系。按 5mm 层距将病灶分为多个不同的连续切面。由深到浅治疗各个切面内靶组织，直至覆盖预定靶区。因 HIFU 疗效与发射功率、单点发射次数有关，在保证治疗安全的前提下，尽可能提高治疗功率和发射次数。治疗中要求患者配合在发射间歇期呼吸，发射时暂停呼吸，尽量减少呼吸运动对治疗的影响。密切监测治疗部位的变化，随时调整治疗参数，确保治疗的准确性。对于 <4cm 的病灶尽可能一次性完成治疗，较大病灶需要分次治疗时，衔接面要有重叠，不可遗漏。

3. 疗效评价

可以临床受益率为主要观察指标，即疼痛程度减轻≥50% 并持续 4 周以上；止痛药用量减少≥50% 持续 4 周以上；体力状况改善≥20 分（KPS 评分）持续 4 周以上；体重增加≥7%。有效：至少其中 1 项超过上述标准，且其他项稳定。无效：4 项均小于上述标准。稳定：上述各项无变化。生存期超过 3 个月以上的患者根据美国癌症研究所（NCI）制定的实体肿瘤客观疗效评定标准（RECIST），通过影像学检查可测量病灶大小，计算完全缓解（CR）率、部分缓解（PR）率、稳定（SD）率、进展（PD）率和近期有效率 [= （CR + PR)%]。

常用的实体瘤治疗评判标准，是以体检及影像学上的肿瘤大小变化为依据。而 HIFU 是高温组织凝固性治疗，即时引起的多是肿瘤组织密度与代谢活性的变化。目前多数采用的是联合症状体征、肿瘤标记物及 MRI 的变化，进行综合判断。当然，若经济条件允许，PET - CT 检查应是较理想的疗效评判依据。

PET 是目前唯一的用解剖学的形态方式进行功能代谢受体显像的技术，因而 PET 可以作为 HIFU 疗效判断的手段。康世均等利用 PET 通过影像学可以判断组织代谢的优势进行了 HIFU 治疗肺癌疗效的研究，证实 HIFU 的作用范围仅局限于 3.5cm 左右，小于 3.5cm 的肿块一次杀灭，大于 5cm 的肿块需分成多点杀灭，对作用范围内的组织可完全杀灭，对治疗范围以外的正常组织无损伤。

4. 高强度聚焦超声治疗肺癌的综合策略

在 HIFU 治疗肺癌中，应根据肿瘤的分期、部位、与邻近器官的关系、超声通道条件，尽可能对肿瘤实施完全的热消融，但由于受到 HIFU 技术本身诸多不确定因素的限制及局部解剖结构的复杂性，加上临床应用时间尚短，临床缺乏随机对照资料，因此目前 HIFU 主要用于肿瘤的局部姑息治疗以及手术无法根治切除的实体肿瘤，是肿瘤综合治疗的方法之一。应根据肿瘤特有的生物学行为，结合患者的临床特点，与其他治疗手段相似，在治疗肺癌时高强度聚焦超声也可以采取不同的策略。

（1）辅助治疗：手术、放疗、化疗及介入后，如考虑可能存在残留或复发的倾向，可以直接进行可疑范围内的高强度聚焦超声热消融。

（2）姑息治疗：如果肿瘤较大，而患者一般状况不许可时，利用高强度聚焦超声的无创性、无毒副作用等特点，对一定范围内的肿瘤进行灭活，达到减瘤目的，并利用固化瘤苗效应，达到免疫治疗效果。

（3）根治治疗：对于瘤体较小、数量有限、恶性程度低、对重要脏器没有影响的肿瘤，可以一次性对肿瘤进行热消融。

（4）综合治疗：某些肿瘤可以与手术、放疗、化疗、介入等结合，采取先后不同、调整剂量等方式，达到综合治疗肿瘤的目的。常见的有：

①与放疗的结合。

理论基础：热疗对乏血供和乏氧的肿瘤细胞、S 期细胞易于产生热蓄积效应，可将其破坏杀灭，联合放疗可提高疗效，减少放射剂量。

方式：A. 序贯：先放疗 20～30Gy，再给予足量热疗；B. 同步：每次放疗（剂量不变）后 40 分钟，给予足量热疗。

②与化疗的结合。

理论基础：热疗促进血供少、静止期的肿瘤细胞进入增殖周期，有利于提高化疗药物的疗效。

方式：A. 先化疗、后热疗；B. 先热疗、后化疗；C. 热疗与化疗同步。

（三）结论与展望

HIFU 技术在治疗前列腺癌、肝癌、肾癌、乳腺癌、胰腺癌、膀胱癌等方面不仅有确切的疗效，而且还具有其他治疗手段无法比拟的独特优势。而目前 HIFU 治疗肺癌时存在的一系列问题尚待解决：HIFU 技术有待改进和完善，特别是超声剂量学、无创温度监控、热剂量学等方面技术有待突破；超声对呼吸功能的影响有待进一步深入研究；不同治疗剂量和辐照时间与肺肿瘤破坏程度的关系还不清楚；将 HIFU 应用于肺癌病人治疗时，需要手术切断病变区肋骨，对机体有一定的损伤。相信随着 HIFU 设备的改进，多角度治疗头的出现，这些问题将会得到很好的解决。HIFU 在肺癌中的作用和地位还缺乏多中心随机对照研究资料。如何避免或消除空气界面对超声的影响，使 HIFU 能应用于各种类型的肺癌治疗，这是 HIFU 应用于肺癌治疗的最大障碍，还需进一步深入研究。一种可能的解决方法是通过在治疗侧肺内灌注挥发性液体，以消除或减少空气界面对超声的影响，而液体挥发后不会对机体造成明显影响。目前国外已经在液体通气中采用这种方法，这为今后的 HIFU 肺癌治疗研究提供了一种很好的思路。另外，HIFU 如何与支气管镜等其他治疗手段进行有效配合等都是值得深入研究的课题。

第二节　支气管镜下化学消融治疗肺癌

一、支气管镜下无水乙醇注射治疗肺癌

（一）适应症

不能手术的晚期肺癌引起气道阻塞影响通气者，尤其是气管内肿瘤导致管腔狭窄者，或者隆突附近病灶累及一侧或两侧主支气管者；腔内癌肿表面血管丰富容易出血或正在出血者。

（二）原理

无水乙醇注入瘤体，可迅速使细胞蛋白凝固脱水死亡。注射时组织内液体虽增多，但体积不增大，反因脱水而缩小，故不加重腔管狭窄。肿瘤组织坏死，血管内血液凝固，活检时可防止出血并易于止血。组织形态不变而不影响活检结果。凝固坏死的肿瘤组织可自行脱落或钳出，使管腔瘤体缩小或消失，从而改善通气，并为其他治疗赢得时间，故为一种有效的姑息疗法。

（三）准备

（1）术前禁食并向病人解释该项治疗的目的、方法，以取得病人的配合。

（2）应常规检查血常规、肝肾功能、凝血时间、心电图、胸片等。

（四）方法

常规纤维支气管镜（FOB）检查窥见病灶后，首先用 2% 利多卡因 2mL 加 1 : 1 000 肾上腺素 0.1mg 作表面麻醉，以导管注射针经 FOB 导管孔直视下插入肿瘤组织内，缓慢注入无水乙醇 7 ~ 20mL（注射量依肿瘤大小以及注射后局部反应而调整）。可见病灶组织呈灰白色，血供丰富的肿瘤呈暗紫色，原有出血者即见出血停止。然后用细胞刷刷擦坏死肿

瘤组织多次，并用生理盐水冲洗吸出，再用活检钳反复夹出大块肿瘤组织。一般 7 ~ 10 天注射一次，4 次为一疗程，间隔 1 ~ 4 周可再继续注射。

若肿瘤沿支气管长轴生长，患者在生命体征稳定情况下可换部位连续多处注射治疗。

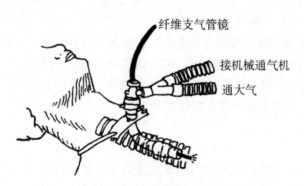

纤维支气管镜
接机械通气机
通大气

图 4 - 23　纤维支气管镜经气管导管插入法

（五）并发症

注射时如无水乙醇漏出或针刺过深，可刺激患者引起咳嗽，此时宜暂停注射并应及时吸出漏出的无水乙醇，待咳嗽停止后，将针头退出少许再行注射。无水乙醇为蛋白凝固剂，对正常组织亦有损害，故应慎重考虑注射剂量及范围。

二、支气管镜下盐酸注射治疗肺癌

（一）适应症

不能手术的晚期肺癌引起气道阻塞影响通气者，尤其是气管内肿瘤导致管腔狭窄者，或者隆突附近病灶累及一侧或两侧主支气管者；腔内癌肿表面血管丰富容易出血或正在出血者。

（二）原理

研究发现胃液能杀灭癌细胞。盐酸是胃液的主要成分，在消化食物蛋白时起主要作用，盐酸能破坏蛋白质特定的空间结构，使之丧失生物活性而灭活癌组织。作用后的盐酸分解成氯化钠和水，无全身毒副作用，因此盐酸是良好的内源性蛋白灭活剂。6mol/L 的盐酸可以灭活相当于注射剂量 15 倍的癌组织，其活性相当于 99.5% 无水乙醇的 15 倍，局部注射的耐受性和安全性良好，是用于肺癌的化学消融治疗的最佳浓度。

（三）准备

（1）术前禁食并向病人解释该项治疗的目的、方法，以取得病人的配合。
（2）应常规检查血常规、肝肾功能、凝血时间、心电图、胸片等。

（四）方法

常规纤维支气管镜（FOB）检查窥见病灶后，首先用2%利多卡因2mL加1：1 000 肾上腺素0.1mg作表面麻醉，以导管注射针经FOB导管孔直视下插入肿瘤组织内，缓慢注入6mol/L盐酸1~20mL（注射量依肿瘤大小以及注射后局部反应而调整）。可见病灶组织呈灰白色，血供丰富的肿瘤呈暗紫色，原有出血者即见出血停止。然后用细胞刷刷擦坏死肿瘤组织多次，并用生理盐水冲洗吸出，再用活检钳反复夹出大块肿瘤组织。一般7~10天注射一次，4次为一疗程，间隔1~4周可再继续注射。若肿瘤沿支气管长轴生长，患者生命体征稳定情况下可换部位连续多处注射治疗。

（五）并发症

注射时如盐酸漏出或针刺过深，可刺激患者引起咳嗽或者疼痛，此时宜暂停注射并应及时吸出漏出的盐酸，待咳嗽停止后，将针头退出少许再行注射；必要时使用止痛药物。盐酸为蛋白灭活剂，对正常组织亦有损害，故应慎重考虑注射剂量及范围。

第三节　支气管镜下理化联合消融治疗肺癌

一、支气管镜下光动力学治疗肺癌

（一）适应症

不能手术的早期中心型肺癌，肿瘤仅侵及黏膜且激光束能照射到的部位，以鳞癌和腺癌效果较好；肺癌切除术后，支气管残端复发癌或气管、支气管内转移癌；疏通被肿瘤阻塞的气道，保持气道通畅；癌前病变或原位癌；拒绝手术或放疗的患者。

（二）原理

光动力学治疗（photodynamic therapy，PDT）是指在一定波长的激光辐照下使进入体内的光敏剂产生单态氧与活性氧物质，导致生物大分子光氧化失活，并由此造成细胞器损伤而破坏肿瘤组织的一种方法。血卟啉及其衍生物（HPD）是构成红细胞的基本成分，没有全身毒性作用。HPD对肿瘤的亲和力是正常组织的2~10倍，而从肿瘤组织排出体外又比正常组织晚72h，故HPD作为光敏剂，注射后进入癌细胞中的浓度高，停留的时间长。进入癌细胞中的HPD在波长为620~640nm（6 200~6 400Å）的激光照射下产生一系列光动力学作用，能将其能量转移给周围环境中的分子氧，使之成为单态氧，后者与多数生物大分子发生作用，对细胞发挥毒性作用，特别是对线粒体脱氢酶系统的影响最早，从而影响细胞的呼吸功能，使其能量产生障碍。随着曝光时间的推延，相继出现细胞膜和细胞核的改变，表现在细胞膜离子主动运输系统和被动渗透性改变，引起细胞膜的损伤，进入细胞的水分增加，引起细胞肿胀，细胞呼吸链完整性受损，代谢发生障碍，造成癌细胞不可逆的毁坏。此外，光动力学治疗（PDT）还可引起肿瘤部位血管收缩、血栓形成、血流量下降和血管走行明显紊乱。这些改变均可引起进行性组织缺氧和营养缺乏，进而导致肿瘤细胞死亡。

通过对 HPD 荧光的观测还有助于对癌性病灶进行诊断和鉴别诊断。光动力学用于肺癌的诊治，有助于早期癌灶的定位，以发现范围极小的原位癌及癌前病变[1]。此外，还有助于了解支气管内病变范围，判断能否手术治疗，是一种有效的肺癌治疗手段。

（三）准备

（1）术前禁食并向病人解释该项治疗的目的、方法，以取得病人的配合。

（2）应常规检查血常规、肝肾功能、凝血时间、心电图、胸片等。

（四）方法

首先滴 HPD 药液 1 滴在患者前臂掌侧，用针头做皮肤划痕试验，15min 后无硬结红肿即为阴性。皮肤划痕试验阴性后，静脉滴注 HPD 5mg/kg，48 ~ 72h 后，自 FOB 活检孔内插入石英光导纤维，导入氩离子激光器，发出波长为 488.0nm 及 514.5nm 的蓝绿色激光照射病变部位，石英纤维顶端的功率为 50 ~ 80mW，经滤光片滤去上述波长的背景光线后，如出现橘红色荧光即表示有癌肿存在，并记录其强度和范围。然后换用发出 630nm 红色激光的氩离子激光器照射病灶，使 HPD 激活并能穿透足够深部的组织。光纤顶端距病灶 5 ~ 15mm，对于较大的肿瘤，光纤可插入肿瘤内，亦可用圆柱形顶端能使肿瘤组织破坏的弥散光纤来治疗支气管病灶。顶端输出功率一般采用 200 ~ 300nW，照射时间一般为 20min。大多数患者照射一次癌组织即可坏死。对肿瘤较大、病变较广者则需多次照射。照射后 3 ~ 4 天，宜用 FOB 去除坏死组织和分泌物。某些患者根据 FOB 或细胞学检查结果，必要时可重复 PDT 2 ~ 3 次。

（五）并发症

皮肤光敏反应较常见，如皮肤变黑，颜面、颈部轻度水肿。避光或服用抗过敏药物一般 2 周即愈。咳嗽、咳痰或咯血出现者，可根据临床情况适当给予镇咳、祛痰或止血药物。发热、白细胞增多，可能为肿瘤坏死反应或为感染所致，可酌情应用抗生素治疗。

二、电化学治疗肺癌

瑞典学者 Norden Strom 1983 年首次报告应用电化学治疗肺癌的疗效（electrochemical therapy，ECT），引起同行的极大兴趣和关注。1987 年我国辛育龄教授首次应用电化学治疗肺癌获得成功。此后，北京、河北、山东、西安等地区逐渐开展此项治疗方法，目前电化学治疗肺癌病例达 30 余人次，其中中、晚期病例占 70% 以上，近期有效率为 74.9%。

---

① Reed M W R，et al. The effect of photodynamic therapy on the microcirculation. *J Surg Res*，1988，45，452.

（一）电化学治疗肺癌的机理

肿瘤的形成可视为正常组织受损的结果，它与周围健康组织间存在电势差的不平衡，直流电可激活体内存在的血管—组织间质闭合电路（VICC）。恶性肿瘤细胞对此反应较正常细胞尤为敏感，更易受损伤，从而使肿瘤的生存条件发生多种病理变化，达到杀伤肿瘤细胞的作用。依据 Norden Strom 学说和辛育龄临床与基础研究理论，其机理可归纳如下：

（1）通电后随着电极周围质子和离子的运转，肿瘤组织内的 pH 值发生异常变化，阳极区的 pH 值迅速下降到 1~2，呈强酸性，阴极区的 pH 值则上升到 13~14，呈碱性，从而破坏了肿瘤细胞的生存环境。

（2）直流电可激活细胞膜的离子通道，使质子及其他离子在电场内迅速移动和扩散，产生大量氧气、氯气和氢气等气体直接杀伤癌细胞。

（3）直流电改变癌细胞内部环境使癌细胞内核蛋白凝固、核固缩、线粒体消失和细胞崩溃。

（4）带阴电荷的钠离子由阳极区向阴极区移动，水随钠离子也迁移至阴极区，该区发生细胞间质水肿的反应，并阻碍细胞血供，而阳极区癌细胞呈脱水状态，毛细血管血栓形成，从而使癌细胞窒息。

（5）阳极区周围大量积聚带阴电荷的白细胞和淋巴细胞，可起到杀伤癌细胞的免疫治疗作用。

（二）选择使用仪器

（1）直流电治疗仪有多种类型，已通过国家鉴定的有 BK 91A 型和计算机控制完全自动的 BK 92A 型多路输出电化疗仪，附有电压、电流和电量的数字显示表及其调节键钮。其输出端分为阳极和阴极并有监测和报警装置，以保证治疗的准确性和安全性。

（2）电极针必须用能防电解的铂金制成。它分为硬质针和软质针。硬质电极针直径为 0.7mm 左右，长度为 10~15cm；软质电极针将直径 0.3mm 的铂金丝绕成螺旋状电极头。每根电极针均套有相应的塑料管起绝缘和保护健康组织的作用。

（三）治疗操作方法

（1）非开胸操作方法对已确诊的周边型肺恶性肿瘤，应在 X 线或 CT、B 超下测定病变部位并画出其在胸体表的投影。要按胸腔穿刺操作方法严格无菌操作。按肿瘤大小选择相适应长度的电极针。患者取卧位，于局麻下将带有绝缘管的穿刺针经皮肤刺入肺肿瘤中心部（若有必要可同时进行针吸活检），其深度贯穿整个肿瘤，再将穿刺针拔出保留绝缘管，并将该管退回到肺肿瘤边缘，经此绝缘管腔将电极针送入贯穿整个肿瘤直径，作为阳极针。以同样方法将电极针放置肿瘤周边部作为阴极针，一般一根阳极针配有 3~4 根阴极针，使其形成一个较完整的电场。阴极针一定要放在肿瘤周边，不得放置于健康组织，其深度刺入瘤体 0.5cm 以内即可，并保护好绝缘管，不可脱出，以免烧伤皮肤，影响治疗效果。上述操作最好在 X 线或 CT、B 超监测下进行，并在心电监护下直接进行电化疗。若无此条件，可将安放好电极针的患者送回病房进行电化学治疗。对于较大肿瘤也可依照体表投影定位范围和深度，在病房床旁按前述方法放置电极针进行电化疗。对于肿瘤＞6cm者，最好采用分割治疗方法，应用双相治疗仪分两个电场进行治疗。

（2）电压、电流和电量电极针连接电源治疗前，应将治疗仪电压、电流和电量指示调至零，然后接通电源，使电压、电流指数缓慢升高，密切关注病人的血压、心律和呼吸变化。一般治疗肺癌所需电压为 8～10V，电流为 40～100mA，大约每厘米直径肿瘤需要电量 100C，所需时间根据瘤体大小一般为 2～4h。在治疗中不要急于求成而迅速调高电压和电流，其结果不仅病人不能耐受而且效果常事与愿违。因为肿瘤组织自化学分解至破坏是需要一定时间过程完成的。

在治疗时，为防止患者疼痛和紧张可给一定量止痛镇静药。在结束治疗时应先将电压、电流指示调至零，不要突然关电源。正电极针可同时去掉，而负电极针可保留 15～30min，以便增强电化疗效果。

（3）开脚直视下操作此方法一般适用于开脚探查肿瘤不能切除的患者，术中探查确定肿瘤范围，选择好安放正、负电极针的部位，直视下将电极针按前述方法刺入瘤体，可不必放绝缘管，因患者于全麻下，又在直视下观察心脏搏动，并有心肺监测，故电压可较非开胸下高（10～15V），电流 60～100mA，而时间在 90～120min。为提高疗效，术中可配合支气管动脉化疗药物灌注，并结扎支气管动脉。由于此类病例多是中心型肺癌，与心脏及大血管关系密切，故刺入电极针时应避开重要脏器。

（四）适应症和禁忌症

电化疗虽是一种创伤小、安全可靠的治疗方法，但肺癌的治疗仍以手术切除为首选。然而绝大多数患者没有手术条件或失去手术时机，电化疗适应症则较广泛：

（1）适宜手术切除的肺癌均适宜电化疗。

（2）心肺功能较低下不宜手术或患者不能耐受放疗、化疗的周边型肺癌。

（3）开胸探查病变不能切除者可应用直视下电化疗。

下列情况不宜行电化疗：

（1）肺癌已有远位脏器转移。

（2）肺癌伴有胸水者（少量胸水抽水后可行电化疗）。

（3）肺癌伴有较严重心肺功能受损或近 3 个月内曾患有冠心病发作或心律失常患者。

（五）并发症

（1）电化疗后少数患者可出现发热（多在 38℃ 以下）、白细胞增多等，这些损伤性反应一般不需要特殊处理，会渐渐恢复正常。复查脚部 X 线片时，病灶可较前影像增大，边缘模糊，这是由于治疗后水肿反应所致，一个月后病变逐渐变小多为正常反应。

（2）由于患者体位变动，可能使绝缘管脱出造成局部皮肤烧伤，多能自愈。

（3）发生气胸者不足 20%，局限性气胸肺压缩 30% 以下可自引吸收，否则可行胸腔闭式引流。必要时治疗前预先进行闭式引流，以防发生气胸时患者出现呼吸困难、情绪紧张而中止治疗。

（4）电化疗治疗肺癌未见发生大出血报道。

（5）治疗中心型肺癌，曾报告由于电极针近于心脏而发生心脏骤停，经抢救治愈。故治疗中心型肺癌时，电极针位置应远离心脏。

（六）疗效判定

影响治疗效果的主要因素是肺癌分期。按 WHO（1988）的分级评定标准，CR（完全缓解，超过一个月）：肿瘤消失，症状完全消失；PR（部分缓解）：肿瘤缩小 50% 以上，不少于 4 周；NC（稳定）：肿瘤缩小不足 50% 或增大未超过 25%；PD（进展）：新病灶出现或原有病变增大超过 2%。总之，电化学治疗肺癌尚属一种新的治疗方法，尤其为不宜手术或不接受手术治疗的患者增添了一种创伤小、安全度高的治疗手段。对于开胸后不能切除肿瘤的病例，亦可同时在直视下电化疗并配合局部化疗药灌注，以提高治疗效果。

（七）展望

今后，通过改进电极，能在支气管镜直视下将阳极电极准确地插入肺癌组织内，阴极电极则通过体外定位插入肿瘤周边正常组织内，就能做到更加准确地进行电化学消融治疗肺癌。

第四节　支气管镜下球囊扩张联合支架置入治疗肺癌

气道或主支气管狭窄或梗阻是肺癌的严重并发症，是部分晚期肺癌常见的致死原因，主要的临床表现是呼吸困难，有时甚至需要急症处理，而且绝大多数患者由于肺癌晚期或者病变范围广泛而失去手术治疗机会。气道内支架成形术和球囊扩张术能快速、有效地解除气道或主支气管狭窄或梗阻，目前随着内支架技术和球囊扩张技术在临床的应用与发展，为气道或主支气管狭窄的治疗提供了快速、安全、有效的方法，并可明显提高肺癌患者的生存期和生活质量。

关于气道、主支气管球囊扩张术和支架成形术的选择，目前并无统一的认识。多数学者认为球囊扩张术适用于支气管的良性、非炎性狭窄，如支气管内膜结核、肺移植术后狭窄等；而气道内支架成形术应用最多的是恶性肿瘤性疾病，如小细胞和非小细胞肺癌、肺部的转移癌等。许多研究都证实支架置入是解除气管支气管狭窄的一种安全有效的方法，且患者能够很好地耐受。但是对肿瘤组织侵犯到管腔，气道内狭窄严重或气道完全阻塞，置入器不能进入的患者，宜采用球囊对狭窄部位进行充分的扩张后再置入支架。另外，如果在支架置入后发现支架未能充分膨胀，同样可以在支架腔内实施球囊扩张使支架充分膨胀，以获得足够大的腔径。

目前支架置入的常用方法有三种：一是经支气管镜引导，在 X 线透视定位下放置支架；二是在全麻下硬质气管镜直视下放置支架；三是经支气管镜引导并直视下放置支架。应用支气管镜引导直视下放置支架，无须 X 线监视，可在病房随时操作，具有操作快、方便、定位准确、危险性小等优点，本节重点论述经支气管镜下球囊扩张联合支架置入术。

一、适应症

目前认为恶性气道或主支气管狭窄是支架置入的首选适应症。尽管现有支架大多不能杀灭肿瘤细胞，但支架置入后可迅速改善患者的呼吸困难和缺氧状态，提高患者的生活质量，为进一步接受放疗、近距离治疗和化疗提供了可能。如果治疗效果好的话，某些支架还可以移出。由于气道或主支气管严重狭窄而支架不能进入者，可在支架置入前采用球囊进行充分的扩张。某些在支架置入后仍未能充分膨胀者，可以在支架腔内实施球囊扩张。

二、禁忌症

一般情况下无绝对禁忌症，但对体质特别虚弱者、凝血功能明显异常者、气管黏膜存在严重炎症者慎用。

三、常用支架种类简介

目前临床常用的气管、支气管支架按其制作材料大致可分成两大类：①硅酮管状支架。②金属网眼支架（覆膜或不覆膜）。

（一）硅酮管状支架

（1）T形管支架：硅酮T形管支架由硅酮制成（见图4-24），常常需要外科医生在手术中置入到气管，用于治疗声门以下各个水平上的气管狭窄。后期的硅酮T形管支架制作工艺改良以后，也可在支气管镜下进行置入。这类支架的优点是，由于其有一个侧支固定在造口处，故支架几乎不可能发生移位，主要的危险并发症是黏稠分泌物引起的支架腔阻塞。另外，T形管支架的固定不需要很高的压力，很少影响置入后支架上部及其周围的管壁组织的血流和淋巴回流，故T形管支架被认为是目前治疗高位气管狭窄的安全支架。

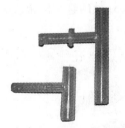

图4-24 硅酮T形管支架

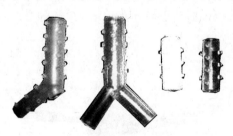

图4-25 Dumon支架

（来源：http://www.cabipchina.org）

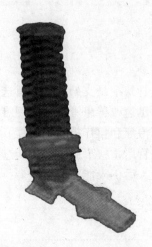

图 4 - 26　Dynamic 支架

（来源：http：//www.cabipchina.org）

（2）Dumon 支架：Dumon 支架通常由硅酮制成。在其外壁每隔一定距离都有一些钉状突起，借此固定在狭窄段支气管；其内腔表面非常光滑，故黏液堵塞管腔的机会大大减少（见图 4 - 25）。Dumon 支架通常由硬质支气管镜置入，其最大的优点是价格便宜，容易重新定位、移出或更换。

（3）Dynamic 支架：Dynamic 支架是一种 Y 形管状支架，在支架的前侧壁埋入了形似气管软骨的"C"形金属环，没有加固的后壁受压时可以内陷，更符合气管的生物学环境（见图 4 - 26）。但该类型支架置入相对困难一些。

（二）金属网眼支架

金属支架所选择的材料要有很好的组织相容性，用其制作的支架必须具有一定支撑力，制作的支架易于置入。目前金属网眼支架应用最多的是镍钛合金材料。通常根据其膨胀方式的不同，大体分为自膨胀式金属支架（释放后可自动恢复到预设直径）（见图 4 - 27）和被动膨胀式金属支架（需球囊将支架扩张到预设直径）（见图 4 - 28）。在这些支架中，又可以根据其是否覆膜，分为单纯的金属网眼支架和覆有外膜的金属网眼支架。

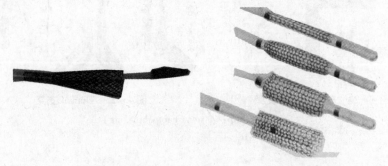

图 4 - 27　自膨胀式金属支架　　　图 4 - 28　被动膨胀式金属支架

（来源：http：//www.cabipchina.org）

以下是常用的几种金属网眼支架。

（1）Palmaz 支架：它通常由一根薄壁的不锈钢管经过激光雕刻而成（见图 4 - 29），属被动膨胀式金属支架，送至狭窄处以后需要球囊将其扩张至所需形状。Palmaz 支架为无覆膜金属支架，其特点是可塑性较好，但弹性差，故在受压后容易变形，且不能再恢复到原来的形状和直径。咳嗽所产生的压力常常会损坏支架，因此不宜在良性的气管或主支气管狭窄以及气管、支气管软化症患者中使用。

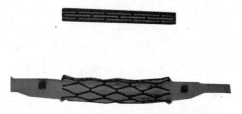
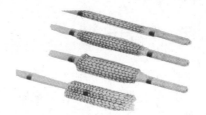

图 4 - 29　Palmaz 支架及其放置示意图　　图 4 - 30　Strecker 支架及其放置示意图
（来源：http：//www. cabipchina. org）

（2）Strecker 支架：它是由一根以钽为原材料的金属丝编织而成的圆筒状网状物，属被动膨胀式金属支架，当支架被送入预定位置后需要依靠球囊的压力使支架膨胀并且固定在相应部位（见图 4 - 30）。支架长度有 20 ~ 40mm，支架被充分打开后的最大直径可达 8 ~ 11mm。Strecker 支架无论是在收缩还是在膨胀状态下均具有良好的弹性。

（3）Ultraflex 支架：它是一种镍钛合金支架，通常支架在释放前由一根尼龙线将其缠绕在推送器的前端，当支架被送至预定位置后，通过拉扯推送器末端的尼龙线而使支架逐步释放。此类支架即使是在支架释放过程中，仍可对支架的位置进行调整。Ultraflex 支架在释放方式的设计上，有近端释放和远端释放两种类型。而支架本身独特的网状结构设计，允许金属丝做轴向及冠向运动，因此该支架能够很好地适合不规则或表面凸凹不平的气道病变。

Ultraflex 支架常用的有覆膜和不覆膜两种类型（见图 4 - 31）。由于 Ultraflex 支架在设计上注重了柔韧性，从而减少了支架对局部黏膜的过度压迫所导致的黏膜缺血、坏死，支架断裂以及气道壁穿孔等并发症，但应用于瘢痕性气道狭窄，其支撑力有时就显得不足。在这种情况下，通常应在支架置入前采用高压球囊对狭窄部位进行充分的扩张，以便支架置入后可获得足够大的直径；如果在支架置入后发现支架未能充分膨胀，同样可以在支架腔内实施球囊扩张使支架充分膨胀，以获得足够大的腔径（见彩插图 145）。

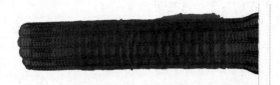
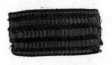

图 4 - 31　覆膜和不覆膜 Ultraflex 支架
（来源：http：//www. cabipchina. org）

（4）国产镍钛记忆合金支架：它是具有形状记忆功能的镍钛合金丝编织而成的自膨胀式支架，也有覆膜和不覆膜两种。该类支架的特点是：①具有良好的形状记忆功能。当支架置于0℃环境中时，支架具有良好的可塑性；一旦温度恢复至37℃或接近体温时，支架立刻恢复至设计形状。②具有良好的柔韧性和可压缩性。支撑力的大小取决于合金丝的粗细和编织的疏密程度。但这种支架的设计也存在一些不足：当支架在受到环周型或侧向压力时，支架虽仍保持圆筒状，但支架长度会变长。

四、操作方法

咽喉局部麻醉后纤维支气管镜直视下球囊扩张及支架置入的具体操作方法如下：

（1）术前准备：术前查血常规、凝血功能、心电图，按纤维支气管镜检查常规进行咽喉局部麻醉。

（2）球囊扩张法：患者平卧或半卧位，经鼻腔导管吸氧 3~5L/min，常规行血氧饱和度检测，纤维支气管镜经右鼻插入至气道或主支气管狭窄部位，了解气道或主支气管狭窄部位病变情况、狭窄程度等。先经纤维支气管镜操作孔道插入球囊扩张导管，直视下置入气道或主支气管狭窄区。退出纤维支气管镜，再从左鼻插入纤维支气管镜，在纤维支气管镜直视下将球囊沿导管送入狭窄部位，连接带压力表的注射器并向球囊内注水，注水压力根据气道狭窄情况选择，每次扩张球囊充盈时间一般为 15~30s，间隔 2~3min 后可重复注水扩张。扩张结束抽尽球囊内的水，压力表显示为 0 后退出球囊导管（见图 4-32）。

（3）气管及支气管支架安置：扩张成功后，经纤维支气管镜检查确定狭窄部位长度，以确定所需支架的规格。将导丝通过纤维支气管镜活检孔插入到狭窄部位远端，退出纤维支气管镜。将支架在冰盐水中塑形成细长条状，装入置入器前部，将置入器外鞘导管拉上覆盖支架，固定内外鞘导管。然后将纤维支气管镜从另一侧鼻孔或经口腔进入到声门上，直视观察装有支架的置入器沿着导丝进入声门后，纤维支气管镜同时进入声门下，观察置入器进入狭窄部位并且位置恰当后，体外固定置入器，将其外鞘导管缓慢向后撤释放支架，支架随即膨胀；退出导丝及导管，纤维支气管镜直视确认支架位置（见图 4-33 及彩插图 146①）。如支架放置部位不理想，则立即在支架部位注入冰盐水 10~20mL，用鳄鱼嘴异物钳夹住支架的顶端，然后缓慢拖动，将支架拖移到合适部位后放开鳄鱼钳，观察位置合适后退出纤维支气管镜。

（4）术后处理：术后24h 内适当使用镇咳药物，防止患者剧烈咳嗽而使支架移位。1周内观察呼吸、血压及痰色、痰量，给予适当的抗感染及营养支持治疗。并随访患者胸部X 线片或胸部 CT（一例患者支架置入前后影像改变见图 4-34）。

---

① 张杰，王娟，党斌温等. 重度气道狭窄置放国产镍钛记忆合金支架的方法学研究. 中华结核和呼吸杂志，2010，33（1）：25~28.

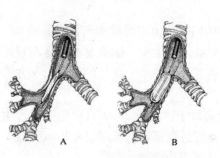

图 4 - 32　球囊扩张示意图

（来源：*Chest*，2004，126（2）：634 - 647）

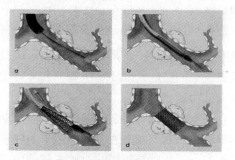

图 4 - 33　支架置入示意图

（来源：http://www.cabipchina.org）

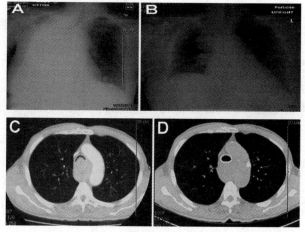

图 4 - 34

（A：胸片示右主支气管肺癌完全阻塞；B：5 天后示右肺充气；

C：CT 示患者气管近乎完全阻塞；D：支架后通畅）

（来源：*Ann Thorac Surg*，2010，90：1088 - 1093）

五、注意事项

为保证纤维支气管镜直视下球囊扩张及支架置入的顺利安全进行，应注意以下几个问题：

（1）术中麻醉和给氧是完成手术的重要保证。纤维支气管镜通过声门后给予气管尤其是隆突局部的表面麻醉，可减少和控制咳嗽反射。术中给氧要有效保证氧饱和度维持在高水平上，为手术操作提供充裕的时间，术者可从容地完成手术。

（2）严格掌握适应症。一般认为肺癌导致的气管狭窄不能接受或不宜手术治疗者均适用支架治疗，但是气管黏膜存在严重炎症时，应控制后再置入支架。

（3）术前必须准备充分。术前应行胸部 CT 重建，以确定气道狭窄的部位、范围、程度等，为选择支架的规格、数目、定位提供依据。另外需要备好氧气、气管切开包、负压吸引器等必要的抢救设备和抢救药品。

（4）手术操作应轻柔、迅速，减少不必要的操作。由于纤维支气管镜的进入、支架的推送和必要时球囊扩张都不可避免地造成患者呼吸困难加重，这就要求术者在较短的时间内完成支架的输送，既要定位精确，又要动作迅速，因此术中良好的麻醉给氧并取得患者的配合尤为重要。

（5）对于气管上端狭窄，置入的支架近端应位于声门下 20mm，以免患者产生难以忍受的异物感；对于左、右支气管主干的狭窄，支架近端露出的长度应 <5mm 为宜，否则会因痰液等分泌物附着而影响对侧支气管的通气及排痰功能。

（6）定位方法。纤维支气管镜若能与 X 线相结合是气管支架置入较为理想的方法，可使狭窄部定位更加准确；支架释放后可及时调整支架位置、观察支架膨胀情况及有无出血等。

（7）支架选择。目前临床上支架种类很多，术前应做好选择，在金属支架中，Utraflex 支架容易放置，径向支撑力适度，放置后位置能保持稳定。良好的纵向柔韧性使之能很好地适应气道。需要指出的是，金属支架置入术简单、安全，在一定时期内虽能解除或缓解患者呼吸道梗阻症状，但还存在一些并发症，如移位、异物刺激、再狭窄、不能回收等。

另外，我们必须清醒地认识到纤维支气管镜直视下球囊扩张及支架置入只是一种姑息性的治疗方法，尚不能从根本上解决患者的长期生存问题，因此，一定要配合全身和（或）局部的治疗。

第五节 支气管镜下腔内放疗治疗肺癌

目前在国内约80%的肺癌患者在确诊时已属晚期，失去手术机会，只能姑息治疗。虽然近年来出现了一些高效的化疗药物及分子靶向药物，但中晚期肺癌的总体生存率仍没有显著改善。放射治疗在肺癌的综合治疗中仍占据重要地位。然而，传统的体外照射治疗肺癌，组织的穿透力和疗效有限，而放射性肺炎、食管炎、血细胞减少等并发症较多，高剂量的放疗也会诱发肉瘤或致死性肺孢子虫肺炎的产生。

近距离放射治疗（brachytherapy）也称内照射，适用于具有天然管腔和管道的器官（如食管、气管、鼻腔、口腔、口咽、直肠、妇科恶性肿瘤等）。早在 20 世纪初的法国巴黎，居里研究所已经正式开始应用近距离放射治疗技术。1913 年近距离放射治疗在巴黎首次应用于宫颈癌；1922 年 Yankauer 利用硬质支气管镜将镭粒首次注入气管肿瘤处。1953 年美国 Henschke 提出了后装技术，并建议用 ^{137}Cs（铯）和 ^{192}Ir（铱）作为放射源。1983 年 Mendiondo 首次通过纤维支气管镜插入装有 ^{192}Ir 的聚乙烯管进行支气管腔内近距离放疗。随着近年来三维成像技术、计算机化的治疗计划系统和治疗设备的进展，支气管腔内近距离放射治疗已然成为一种安全、有效的肿瘤治疗方式，可单独应用或与外照射结合，显示出其独特的治疗价值[①]。目前临床上使用的气道腔内近距离放疗技术有支气管腔内后装放

---

① 王洪武. 大气道内肿瘤的支气管镜介入治疗进展. 中国全科医学, 2010, 5（13）: 1478～1479.

疗、经支气管镜植入放射性粒子、放射性粒子支架置入等，本节主要介绍支气管镜下支气管腔内后装放疗及经支气管镜植入放射性粒子。

一、支气管腔内后装放疗

20世纪80年代，由于可弯曲支气管镜、放射源的出现，特别是遥控后装装置的发明，支气管腔内近距离放疗得到广泛的应用。腔内放射源的种类较多，包括^{137}Cs、^{192}Ir、^{226}Ra、^{222}Rn、^{125}I和^{103}Pd等，目前临床应用最广的后装放射源是^{192}Ir，属于人工放射线核素，能量高、体积小、便于控制。根据放射源的放射性强弱分低剂量率（LDR）：小于2Gy/h；中剂量率（IDR）：2～10Gy/h；高剂量率（HDR）：大于10Gy/h。剂量率的确定一般以距离放射源1cm处的放射性强弱为标准。LDR临床应用较少，虽然其操作方便，但是患者需要连续治疗30～72小时，对导管不易耐受，而且医务人员放射线暴露的危险性高。目前临床常用HDR，HDR需要时间短，在门诊即可进行，医务人员放射线暴露的危险性很小。虽然设备投资高，需要与导管相配套的支气管镜，但仍被大多数医院采用。

（一）适应症和禁忌症

目前仅用于支气管恶性肿瘤的治疗。治疗目的是外放射和其他治疗的局部追加剂量，此外是控制症状，改善生活质量。

1. 适应症

（1）原发性肺癌或转移性肿瘤，不能手术。

（2）中央型肺癌或病变侵犯纵膈或大气道。

（3）恶性支气管腔内病变引起的呼吸困难、阻塞性肺炎、咯血或难治性咳嗽等症状。

（4）术后残端未尽或残端复发。

（5）掺钕钇铝石榴石（Nd：YAG）激光治疗或其他腔内介入治疗之后。

（6）后装放疗的前提是病变部位适合放置近距离放疗导管，并且导管能够通过并超出病变范围的远端。

2. 禁忌症

（1）重度气道阻塞，应该在局部治疗保障气道通畅（如Nd：YAG激光治疗并放置支架）后再进行近距离放疗，以避免放疗后水肿导致整个气道的阻塞，特别是气管的阻塞。

（2）肺部、颈部等放射野有结核感染。

（3）有通向非支气管组织区域的瘘管。

（4）肿瘤未经组织学证实。

（5）最近大咯血保守治疗无效者。

（6）严重心肺功能不全或全身情况极度衰弱者。

（7）急性上呼吸道感染或肺部感染未控制。

（二）材料和设备

（1）放射源：^{192}Ir释放β和γ两种射线，γ射线能进入人体的各个部位进行放疗。临床上使用的有由多个铱粒相连组成的线形放射源或只含单个高活性铱粒的点状放射源，它们均可以用遥控后装装置来驱动。

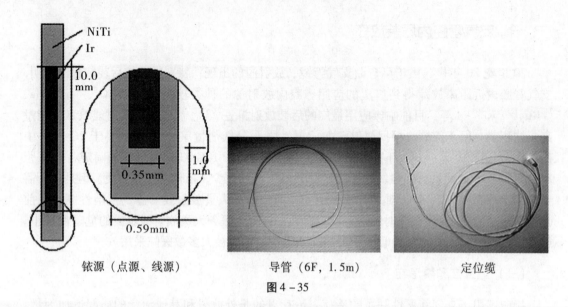

铱源（点源、线源）　　　　导管（6F, 1.5m）　　　　定位缆

图 4 - 35

（2）HDR 遥控后装近距离放疗系统包括三部分：存放高活性放射源的机身、控制系统和制订治疗计划的计算机系统。

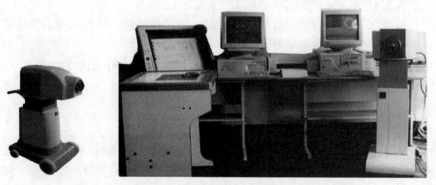

图 4 - 36　HM - HDR 型近距离后装放射机及治疗系统

（3）支气管镜：用于导入后装导管，需选用钳道直径大于 2.0mm 的可弯曲支气管镜。纤维支气管镜或电子支气管镜均可。

（4）后装导管：用于导入和容纳放射源的塑料管道。常用 HDR 近距离放疗系统后装导管外径为 2.0mm。

（5）定位缆：由间距 1cm 不透 X 线的细金属粒串成的细缆，长度与后装导管相同。当后装导管置入气道并确定固定之后，将定位缆插入导管，在 X 线透视机下能显示导管的位置，便于定位。

（6）定位机：可用 C 形臂或放射专用定位机。

（三）操作方法

1. 前期准备工作同常规纤维支气管镜检查

注意，如果官腔被肿瘤完全阻塞或基本阻塞而无法插入后装导管，应采用球囊扩张、冻取和电凝等方法，使阻塞气道部分再通，为后装腔内放疗提供条件。

2. 导管插入及定位

导管均通过支气管镜活检通道插入，定位方法有两种：支气管镜直视下定位法和透视定位法。

（1）支气管镜直视下定位法：纤维支气管镜到达腔内肿瘤部位时，吸净腔内痰液与肿瘤表面的坏死物，确定置管部位和深度。从纤维支气管镜活检孔插入后装导管（施源管）至病灶。随后缓慢退出纤维支气管镜，由另一鼻孔再插入纤维支气管镜调整确定后装导管的位置，若未完全阻塞，可把导管插入肿瘤中心位置。其深度可根据纤维支气管镜所见结合胸部 CT 来调整。完全阻塞者，导管头端尽量贴近肿瘤病灶表面，在鼻翼周围用胶布固定导管后拔出纤维支气管镜，经导管插入模拟探源，确定导管通畅后与后装机相连，通过计算机设置照射范围及剂量。

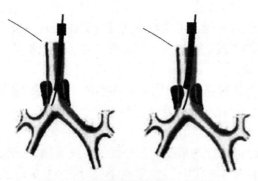

图 4 - 37　支气管镜直视下定位法

（2）透视定位法：支气管镜检查确定病变部位的远端及近端，通过支气管镜插入导管后再把定位缆沿导管内插入，即可在模拟定位机透视下确定及调整肿瘤与导管的相对位置。

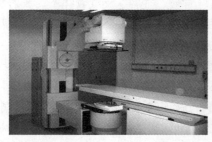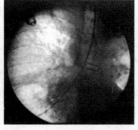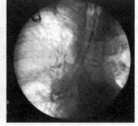

图 4 - 38　模拟定位机和透视定位法

3. 不同部位肿瘤的插管位置

（1）气管肿瘤：将导管前端插入病变侧的肺上叶支气管内，确定好靶区范围；若支气管壁全周受累，超过病变下缘2cm即可，无须插得太深。

（2）隆突部位肿瘤：在两侧鼻孔分别插入治疗管至左右主支气管内，使两条治疗管骑跨于隆突上（见图4-39）。

（3）主支气管肿瘤：插入一根导管到病变处。

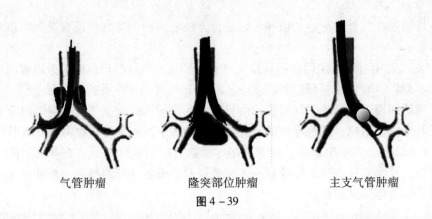

气管肿瘤　　　　　　隆突部位肿瘤　　　　　　主支气管肿瘤

图4-39

（4）各叶或段支气管内肿瘤：可在相应的支气管内插入一根治疗导管。

（5）切缘有癌或残端复发：可插入一根治疗导管，一般靶区长度为2~3cm。

4. 参考点和治疗剂量

参考点的距离是指距放射源中轴外某一点的距离。国际放射协会对肺癌腔内治疗的参考点作了统一规定，即把中轴外1cm处作为参考点。实际操作中通过对参考点剂量的调整来改变有效的治疗区域。

目前尚没有关于最佳的治疗剂量及剂量分割的大规模随机研究。根据肿瘤大小及累及深度，一般单次照射剂量为5~10Gy，参考点半径0.5~1.0cm，放疗范围超过病灶直径1cm。腔内局部放疗每周1次，每次5~15分钟，4周为一疗程，放射总量不超过40Gy。值得注意的是，超过30~40Gy的总剂量并无必要，而且还会提高致命性出血的发生率。再次治疗的间歇期应大于6个月。

（四）并发症

支气管腔内后装放疗的主要并发症有大咯血、支气管瘘、气胸、支气管痉挛、放射性食道炎及食管炎、支气管狭窄。其他文献报道的并发症有发热（体温一般在38℃以下）、咳嗽暂时加重或偶有血痰、气道黏膜急性水肿、心律紊乱、支气管动脉瘘和溃疡也偶有发生。

大咯血和支气管瘘是较严重的并发症，出现严重并发症的主要原因可能为：①腔内单次剂量过大，支气管痉挛，管腔狭窄；②周剂量过大，腔内放疗与体外照射间隔时间近；③个体差异；④受照射体积误差；⑤与肺部其他疾病、肺功能、化学药物及吸烟等因素有关。由此可见，在总剂量不变的情况下单次剂量减少，分割次数增加，时间相对延长对肿瘤周围组织和器官受量少、耐受性增加、并发症减少。这说明适当的高剂量率腔内放疗不增加近期及远期并发症。

（五）疗效及评价

据文献报道，腔内放疗治疗中晚期肺癌的有效率在50%～80%，腔内放疗的治疗范围有限，对于体积较大的肿瘤无法给予均匀足量的照射。作为肺癌综合治疗的一部分，腔内放疗往往与其他治疗方法联合进行，如内外放疗结合、联合化疗等，以增强临床疗效。目前，经纤维支气管镜腔内放疗虽然在适应症、剂量、时间间隔及其与手术、放化疗、中西医结合治疗方面还有许多问题，存在不同观点，但临床疗效尤其是对于中晚期中央型肺癌患者的近期疗效是肯定的，并被绝大多数患者所接受。但气管腔内后装放疗具有缺点，如严重并发症风险高，需要医院备用专门的设备和场所，^{192}Ir 放射源费用较高等等，这些均限制其在临床上的广泛开展。

二、经支气管镜植入^{125}I 放射性粒子

放射性粒子植入是指根据治疗计划将放射性粒子植入到肿瘤部位。此方法已经有100多年的历史。最早应用于前列腺癌的治疗，后来陆续应用于胰腺癌、肺癌、颅内肿瘤、鼻咽癌。微创方法将放射性粒子永久性植入肿瘤内部以治疗肿瘤是近20年发展起来的新技术，尤其是新型、低能、安全、易防护的放射性核素^{125}I 和^{103}Pd 等粒子的研制成功、超声和 CT 影像学技术的发展及计算机三维治疗计划系统（TPS）的出现，使放射性粒子近距离治疗肿瘤显示出广阔的应用前景。

目前用于近距离治疗的放射性核素有十余种，永久性植入治疗常用的放射性核素包括^{125}I、^{103}Pd、^{169}Yb 和^{198}Au 等，国内最常用于永久性植入的放射性核素是人工同位素^{125}I。^{125}I 的半衰期为 59.43 天，半衰期较长，保存期相对较长，便于运输，利于临床应用。种植在肿瘤组织间的放射性^{125}I 粒子释放低剂量的 γ 射线，是低剂量率、低传能线密度的射线，对肿瘤组织持续照射，抑制肿瘤细胞有丝分裂，使肿瘤细胞聚集在 G_2 期，肿瘤细胞的再生增殖减少。另外，低剂量的持续近距离治疗还可使乏氧细胞放射护抗性降低，持续照射对肿瘤细胞的杀伤效应可累积叠加，提高治疗效果。其主要优势可归纳为物理学和放射生物学两方面：一是局部照射可增强肿瘤与正常组织的剂量分配比，治疗靶体积外剂量迅速衰减；二是由于治疗时间缩短而使肿瘤细胞增殖进一步减少，且由于剂量率的降低使射线杀伤肿瘤细胞时对氧的依赖性明显减少，一定程度上克服了肿瘤乏氧细胞对放射线的抵抗作用。从有效生物剂量和杀伤肿瘤细胞力度考虑，^{125}I 对于细胞倍增时间较长的肿瘤疗效较好，尤其是倍增时间 >10 天者更佳。小细胞肺癌倍增时间为 92～183 天，适合永久性^{125}I 粒子植入治疗。粒子源经 4 个半衰期后完全衰变，可永久地留在病人体内。

治疗肺癌时，^{125}I 粒子植入方法的选择取决于肿瘤的生长部位及术后残余肿瘤组织的体积。早期放射性粒子植入与外科手术联合使用治疗胸部肿瘤，随着粒子组织间种植的植入设备、术中监控和导航设备的不断现代化，植入方法也不断丰富，常用的有 CT 或 B 超引导定位下经皮穿刺粒子植入术、支气管镜下粒子植入术、胸腔镜辅助小切口粒子植入术、手术切除肿瘤后在瘤床种植^{125}I 粒子术及未完整切除肿瘤在残存的瘤体上种植^{125}I 粒子术。

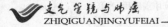
本节主要介绍支气管镜下^{125}I粒子植入术。

(一) 材料和设备

(1) 放射性粒子：永久性植入粒子^{125}I是一种极为先进的微型密封放射源，将^{125}I封焊于钛金属壳内，制成约0.8mm×5mm的"籽源"（seed），可以直接植入到肿瘤组织局部进行治疗。初始剂量率低，正常组织耐受较好，防护要求较低。粒子具有以下优势：24小时持续释放能量；射线射程短（组织间有效射程直径只有1.7cm）；大部分射线能量均被瘤体及组织所吸收；无须特殊防护；粒子直接作用于瘤体，属于高度适形（100%）放疗。

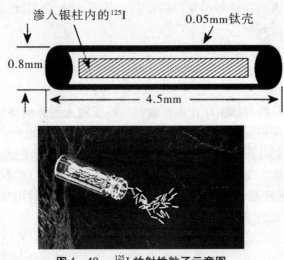

图4-40　^{125}I放射性粒子示意图

(2) 放射性粒子植入治疗计划系统（TPS）：放射性粒子植入需要严格的剂量学保证，应用TPS是唯一的手段。所有患者均应采用TPS在植入术前计算布源，在植入术后验证实际植入粒子的数量、位置，植入的粒子发出重叠的C射线能量是否有效覆盖肿瘤全部以及与肿瘤边缘接壤的亚肿瘤区域，是否产生有效的治疗作用并避免损伤周围敏感组织器官。

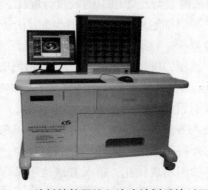

图4-41　放射性粒子植入治疗计划系统（TPS）

（3）纤维支气管镜：作为粒子植入引导设备。选用钳道大于 2.0mm 的可弯曲支气管镜，纤维支气管镜或电子支气管镜均可。

（4）植入针：粒子植入专用针，由远端带穿刺针的金属软管、针芯、针芯推进器及塑料外套管四部分组成。

（5）防护措施：^{125}I 衰变产生的 γ 射线穿透力较弱，在铅和组织中的半价层分别为 0.025mm 和 17mm，因此 1mm 厚的铅防护（防护服、防护镜等）即可阻挡绝大部分的 ^{125}I 所产生的 γ 射线。再者，由于其 γ 射线的能量仅 35.5keV，故在植入过程中医务工作者的安全性大大提高，对于接受治疗的患者，在植入后无须采取特殊的防护措施，也不会给周围环境和人员带来放射性污染。

（二）适应症

放射性粒子在支气管肺癌上的应用主要集中于非小细胞肺癌的治疗上，对放、化疗不敏感的小细胞肺癌也可以应用。其主要适应症包括：①肺功能储备较差，手术需要切除的肺组织超过了患者的耐受能力；②肿瘤侵犯纵膈脏器、胸壁或脊椎，无法彻底手术切除者；③肿瘤在中央气道腔内，且肿瘤占据隆突及主气管腔 1/2 以下的一侧主支气管腔内、中间段气管腔内和叶支气管腔内；④外放疗后癌灶局部残留，体外放疗效果不佳或失败的病例；或者体外放疗剂量不足，需局部补充剂量的病例；⑤不能耐受手术的Ⅰ期肺癌患者，可行病灶局部切除并于切除的边缘行粒子植入防止局部肿瘤复发。支气管镜下植入放射性粒子适用于支气管腔内型及管壁型肺癌肿块的治疗。

（三）禁忌症

关于放射性粒子治疗肺癌的禁忌症报道较少，主要包括：肿瘤侵犯的大血管、肿瘤部位有活动性出血、放射性治疗不宜（如血液病等）、气道壁可见溃疡和瘘口者及有麻醉禁忌症等。

（四）操作方法

（1）术前检查同常规支气管镜检测。术前半小时常规予杜冷丁 50mg 肌注、2% 利多卡因 10mL 雾化吸入。术中经鼻或口吸氧 5～10L/min，监测血氧饱和度及脉搏，必要时行心电监护。常规鼻腔和气管黏膜麻醉后，常规导入纤维支气管镜至肿瘤部位。在病灶处先予注入利多卡因充分麻醉及 1∶5 000 的肾上腺素止血。

（2）确定植入粒子总数。经过 TPS 剂量计算和 CT/B 超导引，确定粒子处方剂量（PD），用 CT、MRI、B 超等影像学方法确定靶区，根据肿瘤轮廓、横断面确定植入导针数、粒子数量及粒子活度、总活度，观察剂量分布情况，调整导针及粒子位置，得到最佳的剂量分布。TPS 虽然给我们制定了较完美的粒子植入计划，但手术中应根据实际情况进行局部调整，调整的范围为 ±10%。

（3）按肿瘤生长部位不同可有 3 种植入方法，即腔内、管壁上及管壁外植入。腔内植入适用于腔内新生物者，即把植入软枪直接刺入新生物深部植入粒子；管壁上植入即把粒子植入到肿胀增厚的气道壁上；管壁外植入即把粒子植入到管壁外的新生物内。

（4）放射性粒子植入：在纤维支气管镜直视下，使用特制导管及导丝在肿瘤瘤体上刺出粒子植入通道，按照术前 TPS 所计算的粒子数，选择合适活度的粒子，按照一定立体排布植入瘤体中，把装好粒子的软枪经支气管镜插入到病变气道，远端的穿刺针刺入病灶，推进针芯植入粒子，大约每 1cm³ 植入 1 枚粒子，术后注意定期行纤维支气管镜和 CT 检查验证治疗效果。

（五）并发症

经支气管镜¹²⁵I 粒子植入治疗晚期非小细胞肺癌近期疗效明显，并发症发生率不高，主要是血痰、气胸等，粒子移位、游走造成的肺栓塞发生率很低，其对正常组织的放射性损伤并不多见。种植在肺组织内的放射性粒子的主要副作用是肺放射性损伤，包括急性放射性肺炎和放射性肺纤维化。Chen 等曾报道在粒子种植区周围的肺组织出现小面积的纤维化。其他如术后发热等并发症需及时对症处理。粒子植入后还要考虑可能存在的咯出或丢失问题，手术后 1 周常规摄 X 线片，了解粒子的分布情况及有无丢失，以便及时补救。大多数的粒子丢失都在 4 周以内，4 周以后粒子丢失很少见，潜在的粒子植入后并发症包括肺部感染和致癌。在实际工作中，注意预防和处理好并发症，预防的重点是植入粒子的量化要准确，避免粒子数过多，以提高肿瘤的局部控制率及改善患者的生活质量。对粒子植入术后仍需外放疗照射者，更应注意射线的累加效应。

（六）疗效和评价

放射性粒子治疗具有微创和保留器官的功效，同时又克服了放疗和化疗不敏感的缺点。将放射性粒子捆绑在内支架上，既对狭窄的气管起支撑作用，又对肿瘤进行近距离放疗，以解除大气管内肿瘤所致的气道堵塞和阻塞性肺炎等临床症状，肿瘤局部控制率可达 85%。¹²⁵I 粒子近距离治疗既可单独使用来缓解症状，也可作为常规放、化疗后的进一步治疗，同时取得保护患者肺功能，提高生活质量的目的。另外对于不适宜进行手术治疗的中晚期或老年非小细胞肺癌患者，粒子植入近距离治疗也提供了一种可选择的姑息性治疗方法。对不能实施手术治疗的肺上沟癌（Pancoast 癌），粒子植入近距离治疗也能收到一定效果。邢月明在纤维支气管镜下治疗支气管阻塞性 NSCLC 患者 11 例，大部分患者 1~2 周内气管再通。柴树德等采用纤维支气管镜植入方法治疗 13 例，两个月内均完全或部分缓解，肺不张消失 69.2%，1 年生存率为 84.6%。同传统外放疗相比，¹²⁵I 粒子近距离治疗具有目的性强、副作用少、施术方便等优点，传统外放疗需多次照射，治疗周期长，而¹²⁵I 粒子近距离治疗大多只需 1 次植入，且为低能量持续照射，可避免外放疗造成的重要脏器损害。

值得注意的是，单用放射性粒子治疗，对局部病灶控制较好，但不能控制转移的发生，可联合化疗。应强调放射性粒子植入治疗肺癌只是综合治疗肺癌的一个组成部分。永久性组织间植入对术中不能完全切除的胸部恶性肿瘤近期疗效满意，可控制局部复发，但其远期效果有待进一步随访。

三、总结和展望

无论是否接受过手术、化疗、放疗，约 30% 患者后期会逐渐出现肿瘤性气道阻塞。接受高剂量放疗的肺癌病人，半年后即可出现气管狭窄，1年后有7%病人气管狭窄，4年后为38%。支气管镜下腔内近距离放疗作为一种重要辅助和姑息治疗手段，操作时间短，简单、方便、安全，病人痛苦少，易接受，可门诊治疗。尤其是对伴有气道阻塞的中晚期肺癌患者，可以显著改善症状、提高生活质量；对少数早期肺癌患者可达到根治效果，为肺癌的综合治疗开辟了一个新途径。

到目前为止，支气管镜下近距离放疗在国内的应用时间较短，缺乏临床经验及数据总结。各种单纯介入方法的疗效有限，远期效果均不理想，且不能替代手术、放疗和化疗，临床宜采用多种方法进行有效的综合治疗，以控制和杀灭肿瘤细胞，提高治疗效果和患者生活质量。放疗是多学科交叉技术，目前对支气管肺癌的治疗远未达到成熟阶段，包括术式、适应症的选择、并发症的预防及处理、治疗计划的实施以及使用粒子活度、最佳治疗剂量和术后质量验证等尚需多学科继续进行前瞻性、随机性的对照研究。随着有关研究的不断深入和临床经验的不断积累，支气管镜下近距离放疗具有较为广阔的临床应用前景，将成为支气管肺癌综合治疗的一个重要方法。

参考文献

［1］Andrews A H, Horowitz S L. Bronchoscopic CO_2 laser surgery. *Surg Med*, 1980, 1：35 – 45.

［2］Stulbarg M S, Adams L. *Textbook of Respiratory Medicine*. Philadelphia：Saunderers, 1994.

［3］Krawtz S, Mehta A C, Wiedemann H P, et al. Nd：YAG laser induced endobronchial burn：Management and long term follow-up. *Chest*, 1989, 95：916 – 918.

［4］Bruntinel W M, Cortese D A, McDougall J C, et al. A two year experience with the neodymium—YAG laser in endobronchial obstruction. *Chest*, 1987, 91：159 – 165.

［5］Caser K Y, Fairfax W R, Smith S J, et al. Inter-tracheal fire ignited by the Nd：YAG laser treatment of tracheal stenosis. *Chest*, 1983, 84：295 – 296.

［6］Fairfax W R, Rollins R J. Pulmonary hyperinflation following Nd：YAG laser resection of an obstructing maint stem tumor. *Chest*, 1988, 93：1302 – 1304.

［7］Cavaliere S, Farina P C. Nd：YAG laser bronchoscopy：A five year experience with 1396 applications in 1000 pations. *Chest*, 1988, 94：15 – 21.

［8］Denton R A, Dedhia H V, Abrrons H L, et al. Long term survival after endobronchol fire during treatment of severe malignant airway obstruction with the Nd：YAG laser. *Chest*, 1988, 94：1086 – 1088.

［9］Golish J A, Pena C M, Mehta A C. Massive air embolism comlicating Nd：YAG laser resection of endobronchial photoresection lasers. *Surg Med*, 1992, 12：338 – 342.

［10］George P J M, Clarke G, Tolfree S, et al. Changes in regional ventialation and perfusion of the lung after endoscopic laser treatment. *Thorax*, 1990, 45：248 – 256.

［11］Hanowell L H, Martin W R, Savelle J E, et al. Complications of general anesthesia for Nd：YAG laser resections of endobronchial tumors. *Chest*, 1991, 99：72 – 76.

［12］Desai S J, Mehta A C, Medendorp S V, et al. Survival experience following Nd：

YAG laser photoresection for primary bronchogenction carcinoma. *Chest*, 1990, 97: 920 – 922.

[13] Dumon J F, Shapshy S M, Boucerea J, et al. Principles for safety in application of neodymium—YAG laser in bronchology. *Chest*, 1984, 86: 163 – 168.

[14] Vanderschueren R C J R A, Westermann C J. Complications of endobronchial neodymium—YAG laser applications. *Lung* , 1990, 168 (suppl): 1089 – 1094.

[15] Shapshay S M, Beamis J F. Use of CO_2 Laser. *Chest*, 1989, 95: 449 – 456.

[16] Ossoff R H, Duncavage J A, Toohill R J, et al. Limitations of bronchoscopic carbon dioxide laser surgery. *Ann Otol Laryngol*, 1985, 94: 498 – 501.

[17] 郭纪全, 陈正贤, 高兴林等. 激光加气道内支架在气道完全闭塞治疗中的应用. 中华内科杂志, 2001, 40 (7): 435 ~ 438.

[18] 郭纪全, 陈正贤, 高兴林等. 经纤维支气管镜激光治疗气道内恶性肿瘤. 中国内镜杂志, 2001, 7 (1): 62 ~ 63.

[19] 郭纪全, 陈正贤, 高兴林等. 气道内激光治疗气道狭窄 15 例临床分析. 中国实用内科杂志, 2000, 20 (12): 751 ~ 752.

[20] 郭纪全, 陈正贤, 高兴林等. 激光治疗器质性呼吸道阻塞. 广东医学, 2001, 22 (3): 187 ~ 188.

[21] 郭纪全, 陈正贤, 高兴林等. 经纤维支气管镜激光治疗气道内阻塞性病变并发症分析. 中国内镜杂志 , 2002, 8 (10): 58 ~ 59.

[22] 郭纪全, 陈正贤, 高兴林等. 经纤维支气管镜激光治疗气道内病变致氧燃烧 1 例. 广东医学 , 2002, 23 (9): 9 ~ 15.

[23] 梁萍, 董宝玮. 超声引导微波凝固治疗肝癌. 北京: 人民军医出版社, 2003.

[24] Tanemura H, Ohshita H, Kanno A, et al. A patient with small-cell carcinoma of the stomach with long survival after percutaneous microwave coagulating therapy (PMCT) for liver metastasis. *Int J Clin Oncol*, 2002, 7 (2): 128 – 132.

[25] Strickland A D, Clegg P J, Cronin N J, et al. Experimental study of large-volume microwave ablation in the liver. *Br J Surg*, 2002, 89 (8): 1003 – 1007.

[26] Lu M D, Chen J W, Xie X Y, et al. Hepatocellular carcinoma: US-guided percutaneous microwave coagulation therapy. *Radiology*, 2001, 221 (1): 167 – 172.

[27] Ito A, Shinkai M, Honda H, et al. Heat shock protein 70 expression induces antitumor immunity during intracellular hyperthermia using magnetite nanoparticles. *Cancer Immunol Immunother*, 2003, 52 (2): 80 – 88.

[28] Hildebrandt B, Wust P, Ahlers O, et al. The cellular and molecular basis of hyperthermia. *Crit Rev Oncol Hematol*, 2002, 43 (1): 33 – 56.

[29] 沈渝菊, 沈寒放, 刘平. 经纤维支气管镜微波治疗中心型肺癌的体会. 第三军医大学学报, 1996 (1): 92.

[30] 李秀忠, 崔丽萍, 戈霞慧等. 经电子支气管镜微波治疗晚期中央型肺癌的临床价值. 宁夏医学杂志, 2007 (8): 701 ~ 702.

[31] 李党育, 粟爱萍, 李兆兰. 经纤维支气管镜微波治疗晚期中央型肺癌 15 例分析.

中国误诊学杂志, 2009 (19): 4758~4759.

[32] 曹慧, 孙平. 纤维支气管镜下微波治疗46例中心型肺癌临床观察分析. 延安大学学报 (医学科学版), 2005 (1): 12~14.

[33] Maiwand M O, Zehr K J, Dyke C M, et al. The role of cryotherapy for airway complications after lung and heart-lung transplantation. *Eur J Cardiothorac Surg*, 1997, 12 (4): 549 – 554.

[34] 周龙, 王春福, 孙勇等. 电子支气管镜冷冻治疗中央型肺癌20例. 实用中西医结合临床, 2011 (2): 51~52.

[35] Krimsky W S, Broussard J N, Sarkar S A, et al. Bronchoscopic spray cryotherapy: Assessment of safety and depth of airway injury. *J Thorac Cardiovasc Surg*, 2010, 139 (3): 781 – 782.

[36] Fernando H C, Dekeratry D, Downie G, et al. Feasibility of spray cryotherapy and balloon dilation for non-malignant strictures of the airway. *Eur J Cardiothorac Surg*, 2011, 40 (5): 1177 – 1180.

[37] 王继旺. 气道内冷冻治疗技术. 临床肺科杂志, 2012 (11): 2073~2075.

[38] Larson T R, Rrobertson D W, Corica A, et al. In vivo interstitial temperature mapping of the human prostate during cryosurgery with correlation to histopathologic outcomes. *Urology*, 2000, 55 (4): 547 – 552.

[39] 郁小迎, 唐杏, 刘红英等. 支气管镜介导下冷冻治疗中央型支气管肺癌. 医师进修杂志, 2004 (15): 37~38.

[40] Lee S H, Choi W J, Sung S W, et al. Endoscopic cryotherapy of lung and bronchial tumors: A systematic review. *Korean J Intern Med*, 2011, 26 (2): 137 – 144.

[41] 郁小迎, 李强, 白冲. 支气管镜下冷冻治疗气道内恶性肿瘤. 中国内镜杂志, 2004 (2): 97~98.

[42] 张敏, 乐永宏, 欧阳远辉等. 经电子支气管镜介入冷冻治疗中、晚期中心型肺癌28例临床疗效观察. 赣南医学院学报, 2012 (6): 881~882.

[43] Hetzel M, Hetzel J, Schumann C, et al. Cryorecanalization: A new approach for the immediate management of acute airway obstruction. *J Thorac Cardiovasc Surg*, 2004, 127 (5): 1427 – 1431.

[44] 冯华松, 孟激光, 聂舟山等. 经支气管镜冷冻治疗中央型肺癌所致的气道腔内梗阻. 海军总医院学报, 2010 (2): 70~72.

[45] Greenwald B D, Dumot J A, Abrams J A, et al. Endoscopic spray cryotherapy for esophageal cancer: Safety and efficacy. *Gastrointest Endosc*, 2010, 71 (4): 686 – 693.

[46] 陈正贤等. 介入性肺病学. 北京: 人民卫生出版社, 2011.

[47] 张杰. 经支气管镜进行气管支气管腔内治疗技术的评价. 中华结核和呼吸杂志, 2005, 28 (12): 853~855.

[48] 邹小英, 柳广南, 邓静敏等. 纤维支气管镜下高频烧灼治疗良性气道狭窄. 微创医学, 2008, 3 (4): 323~324.

[49] 骆玮，李厚积．高频电刀使用中不安全因素的分析与预防．医疗设备，2002，15（4）：22~23．

[50] Frizelly R. Le traitement par electrocoagulation en pathologne tracheo-bronchique. *Rev Pneumol Clin*, 1986, 42: 235–237.

[51] Ernst A, Feller-Kofman D, Becker H D, et al. Central airway obstruction. *Am J Respir Crit Care Med*. 2004, 169 (2): 1278–1297.

[52] Hooper R G, Jackson F N. Endobronchial electrocautery. *Chest*, 1988, 93: 270–274.

[53] Sutedia G, Van Kralingen K, Schramel F, et al. Fiberoptic bronchoscope electrosurgery under local anesthesia for rapid palliation in patients with central airway malignancies. A preliminary report. *Thorax*, 1994, 49: 1243–1246.

[54] Coulter T D, Mehta A C. The heat is on: Impact of endobronchial electrosurgery on the need for Nd–YAG laser photoresection. *Chest*, 2000, 118 (2): 516–521.

[55] 王贵谦，谢明娟，迟峰等．高频电刀通过纤维支气管镜治疗气管癌引起的大气道阻塞．中华结核和呼吸杂志，1994，17（6）：354~355．

[56] 张耀亭，吴妙芬等．经纤维支气管高频电刀治疗气道阻塞性病变．中国内镜杂志，2005，11（10）：1068~1069．

[57] 厉为良，李永华，杨玉波等．支气管镜下高频电刀治疗大气道肿瘤．中国内镜杂志，2005，11（10）：1114~1115．

[58] 刘惟忧等．经电子支气管镜下高频电刀治疗良恶性气道疾病26例分析．中国误诊学杂志，2007，7（2）：333~334．

[59] 范晓云，徐轲，汪伟民等．经电子支气管镜高频电和氩气刀治疗气道狭窄21例临床分析．中国内镜杂志，2012，18（6）：576~578．

[60] 杨红忠，胡成平，杨华平等．纤维支气管镜下介入冷冻治疗支气管腔内恶性肿瘤．中国肺癌杂志，2005（2）：143~144．

[61] 王江红，刘邦伦．经支气管镜氩等离子体凝固治疗中央型肺癌．重庆医科大学学报，2009（10）：1415~1417．

[62] 罗炳清，柯明耀，吴雪梅等．经支气管镜氩气刀治疗中央型晚期肺癌．临床肺科杂志，2011（10）：1640~1641．

[63] Reichle G, Freitag L, Kullmann H J, et al. Argon plasma coagulation in bronchology: A new method—alternative or complementary? . *Pneumologie*, 2000, 54 (11): 508–516.

[64] 张孝彬，廖秀清．经软镜氩等离子体凝切联合冷冻治疗肺癌大气道阻塞．中国内镜杂志，2011（4）：374~376．

[65] 韦宗辉，吴勇德，唐志君等．全麻下氩等离子电凝联合冷冻治疗中央型肺癌的疗效观察．西部医学，2012（9）：1725~1727．

[66] Forest V, Peoc'H M, Campos L, et al. Benefit of a combined treatment of cryotherapy and chemotherapy on tumour growth and late cryo-induced angiogenesis in a non-small-cell lung cancer model. *Lung Cancer*, 2006, 54 (1): 79–86.

[67] 方浩徽，张鹏，潘晶晶等．化疗联合经气管镜氩等离子体凝固治疗中央型肺癌的

临床研究. 中华肺部疾病杂志（电子版），2012（2）：141～144.

［68］陈恩国，董良良，应可净. 支气管镜下氩气刀联合化疗治疗早期中央型肺癌一例. 中华结核和呼吸杂志，2012，35（12）：944～945.

［69］燕真锋，高燕，司少魁. 经纤维支气管镜引导氩等离子体凝固治疗中央型肺癌的体会. 西北国防医学杂志，2008（2）：128～129.

［70］Uchida T, Ohkusa H, Yamashita H, et al. Five years experience of transrectal high-intensity focused ultrasound using the Sonablate device in the treatment of localized prostate cancer. *Int J Urol*, 2006, 13（3）：228－233.

［71］Fruehauf J H, Back W, Eiermann A, et al. High-intensity focused ultrasound for the targeted destruction of uterine tissues：experiences from a pilot study using a mobile HIFU unit. *Arch Gynecol Obstet*, 2008, 277（2）：143－150.

［72］Leslie T A, Kennedy J E. High-intensity focused ultrasound principles, current uses, and potential for the future. *Ultrasound Q*, 2006, 22（4）：263－272.

［73］Noble M L, Vaezy S, Keshavarzi A, et al. Spleen hemostasis using high-intensity ultrasound：Survival and healing. *J Trauma*, 2002, 53（6）：1115－1120.

［74］Luo W, Zhou X, Zhang J, et al. Analysis of apoptosis and cell proliferation after high intensity-focused ultrasound ablation combined with microbubbles in rabbit livers. *Eur J Gastroenterol Hepatol*, 2007, 19（11）：962－968.

［75］Ashush H, Rozenszajn L A, Blass M, et al. Apoptosis induction of human myeloid leukemic cells by ultrasound exposure. *Cancer Res*, 2000, 60（4）：1014－1020.

［76］袁淑兰，王修杰，王艳萍等. HIFU诱导人肺癌细胞凋亡及其可能机制. 实用肿瘤杂志，2003（5）：375～378.

［77］Frizzell L A. Threshold dosages for damage to mammalian liver by high intensity focused ultrasound. *IEEE Trans Ultrason Ferroelectr Freq Control*, 1988, 35（5）：578－581.

［78］牛凤岐，朱承纲，程洋. 国内高强度聚焦超声12年历程的评说. 中华医学超声杂志（电子版），2012（5）：385～392.

［79］熊六林. 高强度聚焦超声的临床应用. 物理，2007（9）：715～719.

［80］严加勇，庄天戈，寿文德. 高强度聚焦超声技术的发展与应用. 北京生物医学工程，2002（4）：302～307.

［81］欧霞，邹建中. 高强度聚焦超声生物学效应的研究进展. 中国医学影像技术，2010（5）：974～976.

［82］潘春华，罗荣城. 高强度超声聚焦刀在肿瘤治疗中的应用. 肿瘤学杂志，2003（4）：235～238.

［83］吴菲，曹兵生，张宏. 高强度聚焦超声技术临床应用进展. 武警医学，2010（8）：701～703.

［84］李猛，于晓玲，梁萍. 肺癌热消融治疗研究进展. 中国医学影像技术，2007（9）：1420～1423.

［85］李胜. 高强度聚焦超声体外治疗兔肺肿瘤的实验研究. 重庆医科大学硕士学位

论文，2002.

[86] 张桐民，曹兵生，王志媛等．高强度聚焦超声协同紫杉醇热敏脂质体治疗小鼠 Lewis 肺癌．中华临床医师杂志（电子版），2012（4）：852～856.

[87] 姬艳红，Quan－lu L I，杨瑛等．高强度聚焦超声在医学领域中应用的新进展．中国医学物理学杂志，2008，25（4）：759～762，780.

[88] 李劲松．高强度聚焦超声治疗恶性实体肿瘤．当代医学，2011（35）：6～7.

[89] 吉铁凤．高强度超声聚焦刀治疗原理和护理要点．实用医技杂志，2008（31）：4474～4476.

[90] 廖旺军，罗荣城，康世均等．应用正电子发射断层显像技术评价聚能刀射频治疗恶性肿瘤的近期疗效．第一军医大学学报，2002，22（4）：376～377.

[91] Ebara M，Ohto M，Surgiure N，et al. Percutaneous ethanol injection for treatment of small hepacocellular careinoma Study of 95 patients. *J Gastroenterol Hepatol*，1990，5：616.

[92] 王少春．全学模．超声引导下经皮瘤内乙酸注射的应用现状综述．中国超声诊断杂志，2003，4（3）：237.

[93] 冯威健．肺肿瘤的经皮消融疗法．中国肿瘤影像与微创治疗杂志，2005，3（4）：1～3.

[94] Kato H，Usuda J，Okunaka T，et al. Basic and clinical research on photodynamic therapy at Tokyo Medical University Hospital. *Lasers Surg Med*，2006，38（5）：371～375.

[95] 陈玉平．全卟啉激光检查治疗肺癌的初步报告．中华结核和呼吸杂志，1983，6（6）：329.

[96] Moghissi K，Dixon K，Thorpe J A，et al. Photodynamic therapy（PDT）in early central lung cancer：A treatment option for patients ineligible for surgical resection. *Thorax*，2007，62（5）：391～395.

[97] 郭建海，杨仁杰，张宏志．球囊扩张及内支架成形术治疗气管良恶性狭窄的临床应用．介入放射学杂志，2009，18（11）：838～841.

[98] 仝金斋，黄炎明．纤维支气管镜引导下气管支气管支架置入术治疗肺癌并气道梗阻的临床分析．医学信息，2007，20（1）：107～108.

[99] 肖耀来．纤支镜直视下支架放置治疗中心型肺癌．山东医药，2005，45（23）：52～53.

[100] 陈张琴，费春利，李瑛等．支气管镜引导置入气管支气管支架治疗肺癌并气道狭窄的临床分析．临床肺科杂志，2012，17（8）：1456～1457.

[101] 邓火金，于化鹏，王钧等．经纤维支气管镜置入气管、支气管镍钛合金记忆金属支架治疗癌性呼吸道梗阻．中国医师进修杂志，2007，30（1）：62.

[102] 毕玉田，洪新，崔社怀等．镍钛记忆合金支架治疗 21 例良恶性气管、支气管狭窄的疗效观察．重庆医学，2005，34（6）：853～854.

[103] 敬梅，谢晓燕，王永兴等．气管内金属支架植入在肺癌治疗中的应用．临床军医杂志，2009，37（2）：238～239.

[104] 程德忠，徐大敏，王浩凌等．气道球囊扩张联合支架置入治疗良性重度气道狭

窄. 西部医学, 2011, 23 (1): 54~56.

[105] 陈恩国. 气管、支气管支架的临床应用. 中国支气管病及介入肺脏病学会网. http://www.cabipchina.org.

[106] Shitrit D, Kuchuk M, Zismanov V, et al. Bronchoscopic balloon dilatation of tracheobronchial stenosis: Long-term follow-up. *Eur J Cardiothorac Surg*, 2010, 38(2):198–202.

[107] Hautmann H. Gamarra F. Pfeifer K J, et al. Fiberoptic bronchoscopic balloon dilatation in malignant tracheobronchial disease: Indications and results. *Chest*, 2001, 120:43–49.

[108] Razi S S, Lebovics R S, Schwartz G, et al. Timely airway stenting improves survival in patients with malignant central airway obstruction. *Ann Thorac Surg*, 2010, 90(4):1088–1093.

[109] Saji H, Furukawa K, Tsutsui H, et al. Outcomes of airway stenting for advanced lung cancer with central airway obstruction. *Interact Cardiovasc Thorac Surg*, 2010, 11(4):425–428.

[110] Escobar – Sacristán J A, Granda – Orive J I, Gutiérrez Jiménez T, Delgado J M, Rodero Baños A, Saez Valls R. Endobronchial brachytherapy in the treatment of malignant lung tumours. *Eur Respir J*, 2004, 24(3):348–352.

[111] Klopp A H, Eapen G A, Komaki R R. Endobronchial brachytherapy: An effective option for palliation of malignant bronchial obstruction. *Clin Lung Cancer*, 2006, 8(3):203–207.

[112] Celebioglu B, Gurkan O U, Erdogan S, Savas I, Köse K, Kurtman C, Gonullu U. High dose rate endobronchial brachytherapy effectively palliates symptoms due to inoperable lung cancer. *Jpn J Clin Oncol*, 2002, 32(11):443–448.

[113] Prévost A, Berthiot G, Picavet B, Froissart D, Loirette M, Costa B, Cauchois A, Nguyen T D. Endobronchial brachytherapy in combination with external beam irradiation in obstructing malignant bronchial tumors. *Oncol Rep*, 2003, 10(4):921–925.

[114] 王梅芳, 刘玉全, 刘为舜等. 支气管动脉灌注化疗联合腔内高剂量率放疗治疗晚期中央型肺癌的研究. 中国内镜杂志, 2008, 14(11): 1158~1161.

[115] 郑玲, 吕寒静, 洪梅等. 纤维支气管镜下高频电刀术联合气管腔内放疗治疗支气管肺癌气道阻塞. 临床内科杂志, 2009, 26(4): 237~239.

[116] 吴立平, 甄永强, 庄宏杰等. 全身化疗结合腔内放射治疗中晚期中央型肺癌的临床观察. 中华结核和呼吸杂志, 2005(28):352~353.

[117] 梁吉祥, 柴树德. 应用放射性 125I 粒子植入治疗非小细胞肺癌. 医学综述, 2006, 12(10): 619~621.

[118] 肖建, 曹秀峰, 于力克. 125I 放射性粒子近距离照射在支气管肺癌治疗中的应用. 现代肿瘤医学, 2008, 16(11): 2030~2032.

[119] 王洪武. 支气管镜介入治疗. 北京:人民卫生出版社, 2012.

[120] Fernando H C, Santos R S, Benfield J R. Lobar and sublobar resection with and without brachytherapy for small stage IA non-small cell lung cancer. *J Thorac Cardiovasc Surg*, 2005, 129(2):261–267.

[121] Birdas T J, Koehler R P, Colonias A. Sublobar resection with brachytherapy versus lobectomy for stage Ib non-small cell lung cancer. *Ann Thorac Surg*, 2006, 81(2):434–439.

［122］王洪武．现代肿瘤靶向治疗技术．北京：中国医药科技出版社，2005.

［123］付改发，雷光焰，赵竹莲等．125I 新型粒子永久植入治疗恶性肿瘤的应用与观察．现代肿瘤医学，2004,12(2):108～109.

［124］Chen A, Galloway M, Landreneau R, et al. Intraoperative 125I brachytherapy for high risk stage I non-small cell lung carcinoma. *Int J Radiat Oncol Biol Phys*, 1999, 44(5): 1057 - 1063.

［125］柯明耀，姜燕，王珠缀等．经支气管镜植入放射性粒子治疗晚期中央型肺癌.临床肺科杂志,2006,11(2)：247～248.

［126］邢月明．用纤维支气管镜植入放射性粒子治疗支气管肺癌的技术探讨．中国辐射卫生，2004,13(1)：78.

［127］柴树德，郑广钧，毛玉泉等．纤维支气管镜下 125I 粒子植入治疗大气管肺癌．中国肿瘤影像与微创治疗杂志，2003,1(2):23～26.

［128］Mittal B B, Nemcek A A, Sider L. Malignant tumours invading chest wall: Treatment with CT - directed implantation of radioactive seeds. *Radiology*, 1993, 186:901 - 903.

［129］雷光焰，付改发，许建秦等．放射性 125I 粒子组织间永久植入治疗中晚期肺癌的研究．现代肿瘤医学，2005,13(1)：77～78.

［130］宁雪坚，范先基，姚波等．吉西他滨联合 125I 放射性粒子植入治疗老年非小细胞肺癌．中国肿瘤临床与康复，2005,12(1):83～84.

［131］李荣清,金冶宁．肺癌的腔内放疗．第二军医大学学报,2002,23(12)：1375～1377.

后　记

　　支气管镜在呼吸系统的应用越来越广泛,在肺癌的诊断和治疗方面的应用尤其重要。自 1967 年临床应用纤维支气管以来,不仅各种不同类型的支气管镜的问世提高了肺癌诊断的准确率,经支气管镜下的各种治疗的开展也为肺癌的治疗拓宽了道路。本书针对支气管镜在肺癌患者的应用方面做了全面的介绍。

　　本书共分为四章。第一章介绍了肺癌的基础理论知识,包括肺癌的病理学概论(唐录英、翁子晋)、肺癌的组织学诊断及分期(刘勇、成娜)、肺癌的影像学诊断(陈炳辉、孟晓春);第二章介绍了支气管镜及支气管结构,包括支气管镜的发展史(周凤丽)、支气管镜检查的适应症和禁忌症、并发症及防治(周凤丽)、支气管镜检查的护理及配合(吴少珠、刘燕飞)、正常支气管结构及支气管镜下的表现(周凤丽);第三章介绍了支气管镜与肺癌的诊断,包括肺癌在支气管镜下的表现(周凤丽)、纤维支气管镜在肺癌诊断中的应用(冯定云)、电子支气管镜在肺癌诊断中的应用(冯定云)、自体荧光支气管镜在肺癌诊断中的应用(石云锋)、超声支气管镜在肺癌诊断中的应用(石云锋)、电磁导航支气管镜在肺癌诊断中的应用(潘明安)、仿真支气管镜在肺癌诊断中的应用 (潘明安);第四章主要介绍了支气管镜在肺癌治疗中的应用,其中包括支气管镜下物理消融治疗肺癌(黄静、郭纪全)、支气管镜下化学消融治疗肺癌(毕筱刚)、支气管镜下理化联合消融治疗肺癌(毕筱刚)、支气管镜下球囊扩张联合支架置入治疗肺癌(李洪涛)、支气管镜下腔内放疗治疗肺癌(刘慧)。

　　本书是各位编者集体智慧的结晶,书中收集了大量的图片,绝大部分来自于各位编者的临床积累,在此谨对各位编者表示衷心的感谢!

　　由于临床工作繁忙,写作时间仓促,且水平有限,书中难免存在一些不足之处,恳请广大读者批评指正。

周凤丽

2014 年 1 月